医学・看護論文を読み解いて臨床に活かす方法

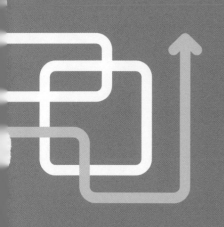

Evidence-based
Medicine/Nursing
のすべて

▶ 探す! ▶ 読める! ▶ わかる! ▶ 使える!

監修　康永秀生（東京大学大学院 医学系研究科臨床疫学・経済学）

著者　森田光治良（東京大学大学院 医学系研究科附属グローバルナーシングリサーチセンター）

株式会社 新興医学出版社

How to Read and Apply Medical and Nursing Clinical Papers to Clinical Practice : A Comprehensive Guide to Evidence - Based Medicine/Nursing

Kojiro MORITA, Hideo YASUNAGA

© First edition, 2024 published by
SHINKOH IGAKU SHUPPAN CO. LTD., TOKYO.
Printed & bound in Japan

著者紹介

森田光治良 Kojiro Morita

略歴：

2007 年　高知大学医学部看護学科卒

2007-14 年　聖路加国際病院集中治療分野・看護師

2014 年　東京大学大学院医学系研究科公共健康医学専攻（公衆衛生学修士）

2016 年　東京大学大学院医学系研究科社会医学専攻（医学博士）

2020 年　筑波大学医学医療系ヘルスサービスリサーチ分野 助教

2021 年　東京大学大学院医学系研究科附属グローバルナーシングリサーチセンター 特任講師

専門：臨床疫学，ヘルスサービスリサーチ，看護分野のビッグデータ解析

康永秀生 Hideo Yasunaga

略歴：

1994 年　東京大学医学部医学科卒

1994-2000 年　東京大学医学部附属病院，竹田総合病院，旭中央病院　外科系医師

2000 年　東京大学大学院医学系研究科公衆衛生学（博士課程）

2003 年　東京大学医学部附属病院助教

2008 年　東京大学大学院医学系研究科特任准教授

2013 年　東京大学大学院医学系研究科教授（臨床疫学・経済学）

専門：臨床疫学，医療経済学

はじめに

　Evidence-Based Medicine（科学的根拠に基づく医療）や Evidence-Based Nursing（科学的根拠に基づく看護）という言葉をよく耳にするようになりました．本書は，看護分野だけでなく幅広い医療分野の題材も取り上げているため，Evidence-Based Medicine/Nursing（EBM/N）という総称を用いています．

　しかし，EBM/N という言葉の意味が，次のように誤解されることがあります．

　「エビデンスには従わなくてはいけない」
　「エビデンスがなければやってはいけない」
　「すべての論文の結果は正しい」
　「論文の結果に従っておけば何でもできる」

　これらはすべて間違った認識です．本書は，このような EBM/N に対する誤解を解きながら，読者の方々に EBM/N に関する基礎知識と実践的なスキルを身に付けていただくことを目的としています．

　本書執筆のきっかけは，筆者自身の臨床経験にあります．筆者は看護師として臨床に従事していました．その際，EBM/N の実践に困難を感じていました．個々の臨床研究が，どのような対象や条件で実施され，得られた結果がどのような意味を持つのか，研究の限界は何か？　—これらについて考慮されることがないまま，「エビデンスがある」という言葉で片付けられ，安易に実践に導入されることがあります．このような EBM/N に対する誤解に対して，強い違和感を覚えました．

　筆者はその後，東京大学大学院医学系研究科公共健康医学専攻（公衆衛生大学院）に入学し，修士・博士課程で臨床疫学を修めました．その過程で EBM/N の本質について学び，臨床看護師であった当時の違和感が正しい感覚であることに自信を持てました．そして，医療の現場ではいまだに EBM/N の本質が正しく理解されておらず，エビデンスが誤って臨床に適用されていることに危機感を持ちました．そのような経緯から，本書の執筆に至った次第です．

88002-130　JCOPY

すでに EBM/N は医療において当たり前の考え方とされているにもかかわらず，医学教育や看護教育において十分に教育されているとは言えません．これまでの EBM/N に関する教育プログラムや書籍は，文献検索や文献の批判的吟味に重点が置かれてきました．しかし，実際に目の前の患者にどのようにエビデンスを適用するのか，という EBM/N の本質にかかわる教育や情報提供が不足しています．

本書は，EBM/N に必要なステップのすべてをカバーしています．本書を参考にすれば，ステップを踏みながら EBM/N の実践から評価までが行えるように構成されています．2018 年の *JAMA Network Open* 誌に，「医療従事者のための EBM/N 実践におけるコアコンピテンシー」という文献が公表されました〔JAMA Netw Open.1（2）：e180281, 2018〕．本書はこの文献に基ついて，EBM/N 実践に必要な能力として挙げられている項目を網羅し，詳細な解説を加えました．

本書の読者対象は，すべての看護師・看護学生です．初学者の方にもわかりやすい解説を心掛けました．EBM/N 実践の先導役となりえる管理職の方々や，認定看護師・専門看護師などのスペシャリストにも，十分に読み応えのある内容となっています．また，看護師以外のすべての医療従事者にもお読みいただける内容となっています．

具体的に，各章の内容を簡単に紹介してみます．

第 1 章「Evidence-Based Medicine/Nursing とは？」では，導入として EBM/N の誤解や困難感を共有することから始め，臨床上の疑問を 6 つのタイプに分類・整理する考え方を提供しています．

第 2 章「EBM/N の Step 1・2：臨床上の疑問を明確にしてエビデンスを探し集める」では，EBM/N の Step 1〜2 について解説しています．Step 1 として，頭の中でもやもやしている曖昧な臨床疑問を明確にする方法を解説しました．つぎに，Step 2 として，「エビデンスの元になるような情報とは？」「学術論文とは？」などの基礎知識やさまざまな情報源から情報収集する方法を解説しました．ぜひ本書を片手に PC を操作して情報収集してみてください．

第3章「EBM/N の Step 3：①批判的吟味に必要な疫学・統計学の基礎知識」と第4章「EBM/N の Step 3：②研究デザインを把握しよう」では，避けては通れない疫学・統計学・研究デザインの基礎知識について解説しました．ここでは難しい専門用語や概念が多く含まれるため，通読だけではなく状況に応じて必要な箇所を読むのもおすすめです．

　第5章「EBM/N の Step 3：③論文の読み方と批判的吟味」では，論文の読み方のポイント，批判的吟味が持つ本来の意味合い，批判的吟味ツールや GRADE アプローチなどを紹介しています．

　第6章「EBM/N の Step 4：エビデンスの患者への適用と現場への導入」では，質の高いエビデンスが得られたあとに，患者への適用で考慮すべきポイントと，近年発展を遂げている実装科学の知見に基づいてエビデンスを現場に取り入れる方法について実例を交えて紹介しています．

　第7章「EBM/N の Step 5：EBM/N 実践を振り返ろう」では，EBM/N にもとづく実践を評価するときのポイントを解説しています．

　特に，第6～7章の内容を網羅的に解説した成書は，私の知る限り日本には存在しません．そのため，この書籍が EBM/N 実践に関わるすべての医療従事者に役立つと期待しています．

　また，「より深く学ぶためのワンポイント」では中～上級者でも満足できるような重要ポイントの解説，「Case に学ぶ」では実際の研究例や実践例を紹介するなど，本書の内容がより理解しやすくなる項目も随所に配置しました．

　本書が EBM/N を学びたい皆さんや，EBM/N 実践を行いたいと考えている皆さんの助けになれば幸いです．

　2024 年 1 月

　　　　　　　　　　　　　　　　　　　　　　　　森田光治良，康永秀生

88002-130 JCOPY

目　　次

第3章

EBM/N の Step 3：
①批判的吟味に必要な疫学・統計学の基礎知識

88002-130 **JCOPY**

第7章 EBM/N の Step 5：EBM/N 実践を振り返ろう

コラム

第 1 章

Evidence-Based Medicine/Nursingとは？

Key Point

- ✓ Evidence-Based Medicine/Nursing(EBM/N)（エビデンスに基づく医療 / 看護）とは，現在利用可能な最も信頼できるエビデンスを踏まえて，患者の健康状態，臨床の専門知識と患者の価値観，周囲の状況を考慮して最善の治療 / 看護を行うことを意味する.

- ✓ EBM/N におけるエビデンスとは，主に臨床疫学という学問体系に基づいて実施された臨床研究から得られた根拠を指す.

- ✓ EBM/N を実践するには，5 つの Step を順に踏む必要がある.

- ✓ EBM/N を実践する上での障壁として，「時間がない」「EBM/N に対する知識やスキルがない」「利用できる資源が足りない」「実践を困難にさせる組織文化」などがある.

- ✓ 臨床現場で「もっと良い方法はないか？」「この方法が本当に良いのだろうか？」など実践に関する疑問や探究心を持つところから EBM/N が始まる.

- ✓ EBM/N を実践するうえでの疑問は，「治療介入 / 予防」「病因 / リスク」「診断」「予後 / 予測」「実態把握 / 記述」「意味」に大別される. 疑問のタイプごとに適切な研究デザインを選ぶ.

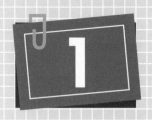

Evidence-Based Medicine/Nursing とは？

1 Evidence-Based Medicine/Nursing の定義

この本を手に取られたみなさんも，**エビデンス（根拠）に基づく医療**（Evidence-Based Medicine, EBM）という言葉を耳にされたことがあるでしょう．

医学分野では **Evidence-Based Medicine**，看護分野では **Evidence-Based Nursing**，歯科分野では **Evidence-Based Dentistry** とそれぞれ呼ばれ，これらを総称して**エビデンスに基づく実践**（Evidence-Based Practice, EBP）と呼ばれることもあります．分野や用語は違っても根本の意味は同じであり[1]，考え方に大きな違いはありません．本書は主に看護師・看護学生を対象に，医療や看護分野の題材を幅広く取り上げているため，**エビデンスに基づく医療/看護**（Evidence-Based Medicine/Nursing, EBM/N）という用語を用います．

EBM/N は，現在利用可能な最も信頼できるエビデンスを踏まえて目の前の患者にとって最善の治療/看護を行う，ということを意味します[2]．

詳しく言えば，「エビデンスの有無だけでなくそのエビデンスの内容や質を十分に吟味し，それに加えて，患者の健康状態，自身の専門知識・臨床経験，利用可能な医療資源（医療機器や道具，金銭的資源，人材など）と周囲の状況（家族関係や居住環境），医療・看護介入に対する患者の好みや価値観・希望も考慮して最終的に提供する医療/看護を判断する」ということです（図 1-1）[3]．

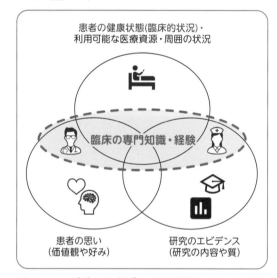

図 1-1　エビデンスに基づいて臨床判断をするための要素
〔Haynes RB, et al. : BMJ 324(7350) : 1350, 2002[3]，
Sackett DL, et al. : BMJ 312(7023) : 71-72, 1996[4]，
DiCenso A, et al. : Based Nurs 1(2) : 38-39, 1998[5]
を参考に作成〕

2 EBM/N におけるエビデンスとは？

EBM/N におけるエビデンスとは，専門家の意見，解剖学・病態生理学的メカニズムから得られるエビデンス，ケアを行う背景や理由のいずれも該当しません．主に**臨床疫学**（Clinical epidemiology）という学問体系に基づいて実施された人を対象とした臨床研究から得られたエビデンスを指します．

看護分野でも，看護介入の有効性や安全性などについて，臨床研究によって得られた信頼できるエビデンスが必要です．そのほとんどは，

量的研究（quantitative study）から得られるものです．しかし，時には**質的研究**（qualitative study）から得られるエビデンスも必要になる場合があるでしょう．質的研究には，病気を抱えて生きる人々が病気に対してどのような意味づけをしているのか，どのような経験をしてきたのか，どのような信念を持っているのか，などについてインタビューを通して記述する研究などが挙げられます．質的研究から得られるエビデンスは，看護師が仕事を行う上で，対象の患者を理解し，向き合い方のヒントを与えてくれるでしょう．

より深く学ぶための ワンポイント

「解剖学・病態生理学的メカニズムに基づく根拠」と「臨床研究から得られた根拠」の違い

　褥瘡予防のために何時間おきに体位交換を行うべきか検討するとします．

　「長時間同じ体勢を取ることによって，皮膚が圧迫され骨と皮膚表層の間の軟部組織の血流低下が持続する結果，褥瘡が形成される」というのは，「解剖学・病態生理学的メカニズムに基づく根拠」です．「安楽性保持の観点から 2 時間ごとの体位変換が必要」というのは，「専門家の意見に基づく根拠」です[6]．

　これらに対して，「臨床研究から得られたエビデンス」の例を紹介しましょう．老人ホームに入所した高齢者に対して，高機能マットレス使用下で，①2 時間，②3 時間，③4 時間間隔の体位変換が行われたグループ間で，3 週間以内の褥瘡発生を比較した**ランダム化比較試験**（Randomized controlled trial, RCT）では，褥瘡の発生率に差がないことが示されました[7]．また，**システマティックレビュー**（Systematic review）でも，高機能マットレス使用下での 2 ～ 4 時間の体位変換で褥瘡発生に差がなかったことが確認されています[8]．

　臨床研究から得られたエビデンスに基づいて，「褥瘡の低リスク患者では，高機能マットレスが使用できるのであれば，2 時間間隔の体位変換ではなく 3 ～ 4 時間おきの体位変換にする」，または「夜間に関しては患者の安眠を優先して，高機能マットレス使用下で 3 ～ 4 時間ごとの体位変換に変更する」などのケアを検討する．このようなステップこそ，EBM/N といえます．

3　EBM/N に対する誤解

　すでに EBM/N は医療現場における基本とされています．しかし，EBM/N の本来の意味が誤解されることがあります．例えば，「エビデンスがないことをやってはダメだ」「エビデンスがあるからそれをやれば良い」「エビデンスには従わなければならない」といった誤解です．

　エビデンスのみに盲目的に従って医療を行うことは，患者の個別性を無視しているため，"Cook-book medicine（料理本のような医療）"と批判されます[5]．本来の EBM/N が目指すものは，**図 1-1** に示すとおり，エビデンス以外にも患者を取り巻く状況や患者の価値観などを考慮して実践されるものです．

　「エビデンスを踏まえる」とは，エビデンスがないならばないなりに，最善の医療/看護の提供を行うことをも指します．エビデンスは，より良い医療/看護の実践のための重要な要素の 1 つに過ぎません．臨床の専門知識がなければエビデンスだけに支配されてしまう危険性があり，逆に最新で最良のエビデンスがなければ実践は時代遅れとなります[4]．どちらかだけでは，患者に不利益をもたらす危険性があります．

エビデンスに振り回されるな

Robert Brian Haynes は，EBM 提唱者の一人である著名な臨床疫学家です．Haynes は，イギリスの権威ある医学雑誌 *BMJ* の総説 (Editorial) のなかで[3]，"Physicians' and patients' choices in Evidence-Based practice(エビデンスに基づく実践における医師と患者の選択)" について説き，医療者と患者それぞれの選択を同等に扱っています．

さらに，"Evidence does not make decisions, people do.(エビデンスが決めるのではなく，人が決める)" と説き，臨床判断においてエビデンスに振り回されないことの重要性を説いています．

4 EBM/N を実践する手順

EBM/N を実践するためには，次の5つの Step を踏みます[9]．

- ・Step 1 - 疑問の定式化
- ・Step 2 - 情報収集
- ・Step 3 - 情報の批判的吟味
- ・Step 4 - 患者への適用
- ・Step 5 - 評価とフィードバック
  （振り返り）

これらのステップを循環させることで，さらなる患者ケアと臨床実践の改善を目指します（図 1-2）．第 2 章以降で，各 Step の詳細についてそれぞれ解説します．

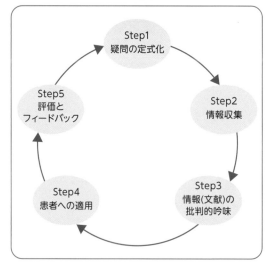

図 1-2 Evidence-Based Medicine/Nursing の 5 つの Step

5 EBM/N を実践するうえでの障壁

臨床現場で働く看護師の多くは，さまざまな障壁にぶつかり，EBM/N の実践に困難を感じています[10]．具体的には，以下の4つの障壁が挙げられます．看護師だけに限らず，すべての医療従事者に当てはまります．

1）時間がない

日常の臨床業務は多忙です．目の前の患者にすぐに対応しなければなりません．文献を検索して入手する時間，文献を読む時間，その内容を吟味して臨床に取り入れるかどうかを検討する時間は足りません[11]．

2）知識やスキルがない

看護師に限らず，ほとんどの医療従事者は EBM/N に関する教育を十分に受けていません．文献検索・論文読解・研究の質を評価する能力が不足し[12]，相談相手となる専門家が周

囲にいない場合がほとんどです[13]．また，ほとんどの研究結果は国際誌に英語論文として掲載されるため，非英語圏に住む医療従事者にとっては言語の壁も存在します[14]．

3）利用できる資源が足りない

EBM/N を実践するうえで重要な資料である研究論文やガイドラインなどに，勤務している施設ではアクセスできないことがあります．そもそも図書室がない施設もあります[15]（コラム4 を参照）．

4）組織文化と環境

チームナーシング制やプライマリーナーシング制など，患者のケア体制はさまざまです．しかし，いずれの場合も個々の看護師がケアの手順を変更するのに十分な権限を持ち合わせていない場合がほとんどです[16]．臨床の実践を変え

るには，上司や同僚の理解と，共に働く他職種の協力を得る必要があります．そのため，EBM/N の実践が困難な場合が多いと考えられます[16]．

さらに，看護師を取り巻く組織にはルーチンケアが重視されやすい文化（変化を好まない雰囲気）があるかもしれません．エビデンスに基づく実践が経営的にも運営管理上も優先順位が高くないこともあります．そのような組織的特性が EBM/N を実践するうえで最も大きな障壁とされます[17]．

例えば，医師は研究結果から新たな薬剤の有効性に関する情報を得て，すぐに処方を変えることができるかもしれません．しかし，看護師が新しく効果的な看護ケアを導入したい場合，看護師長や上司・同僚の承認ばかりでなく，看護部長の承認さえ必要なこともあります．上司の理解不足も，EBM/N を実践するうえで障壁となりえます[18]．

Column①

医療における 10 大進歩

世界五大医学雑誌の 1 つである *BMJ* は，1 万人を超す読者投票を元に 1840 年以降に世界中の人々の生活を一変させた「10 の医学的進歩」を公表しました[19,20]．

第 1 位は「清潔な上水道と下水処理の導入による衛生革命」でした．ついで，「抗生物質の発見」と「麻酔の開発」が挙げられました．4 〜 7 位には「ワクチンの発見」「DNA 構造の発見」「病原体説」「経口避妊薬であるピルの発明」が挙げられ，そして 8 位は「Evidence-Based Medicine の概念」でした．

同発表の中で，「EBM のない世界を想像すると，早期乳がんの女性は乳房温存術ではなく乳房切除術を受け続け，多くの早産児は出生前母体ステロイド投与や人工肺サーファクタントの恩恵を受けられずに死亡しているかもしれない」と主張されま

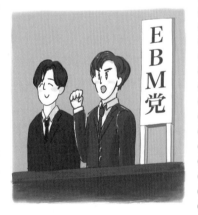

した．一方で，EBM の考えが誤解されている問題も提起されました．問題は「なぜ EBM が重要なのか」ではなく，「どうすれば協力して EBM を早く実現できるのか」に移行しています．10 大進歩に選出されることで「EBM とは，臨床家の行動を指示するものではなく，最良のエビデンスに基づいて意思決定を行うことである」ことの理解が深まることが期待されました[21]．

ちなみに，9 位は「医療における画像診断」，10 位は「コンピューター技術の発明」でした．惜しくも 10 位以内に入らなかったものに，「経口補水療法」「喫煙リスクの発見」「免疫学の確立」「クロルプロマジン（最初の抗精神病薬）の発見」「組織培養」がありました[22]．

2 EBM/N の第一歩： 臨床上の疑問を挙げてみよう

1 EBM/N のために探究心を持とう！

看護師は，臨床で毎日何かしらの介入や管理を行っています．入院時・入院中・退院時のさまざまな患者評価，体位変換や安静度の検討，疼痛やせん妄などの評価と介入，投薬/吸入/栄養剤投与，口腔ケアや創部管理などの感染管理や日々の清潔介助，安全確保，健康教育など，

枚挙にいとまがないでしょう．これらの看護行為を繰り返す中で，「もっと良い方法はないか？」「この方法が本当に良いのだろうか？」といった疑問や探究心を持つところから，EBM/N は始まります．

2 背景疑問と前景疑問

臨床上の疑問は，**背景疑問**（Background questions）と**前景疑問**（Foreground questions）の2つに大きく分けることができます[23]．

背景疑問とは，教科書に掲載されているような基本的知識で解決できる疑問を指します．例えば，「術後の疼痛管理に用いる薬剤の種類とそれぞれの効果は？」「筋肉注射を行う部位やその手技は？」「利尿剤であるフロセミドの半減期は？」「敗血症の定義とは？」などの疑問

です．

前景疑問とは，目の前の患者を前にしたときの具体的な疑問です．臨床上の意思決定や行動の元になる具体的な疑問であり，EBM/N での疑問はこちらに該当します．

経験が少ないこと，未経験のことに対しては，まず背景疑問を理解する必要があります．臨床経験を積んでいくことで，前景疑問を思いつく場面が増えるでしょう．

3 EBM/N における前景疑問のタイプ

臨床現場での前景疑問は，「治療介入/予防」「病因/リスク」「予後/予測」「診断」「実態把握/記述」「意味」という6つのタイプに大別することができます[24]（表1-1）．

1) 治療介入/予防 (Treatment/Prevention)

治療や予防方法に効果があるか，といった疑問です．

2) 病因/リスク (Etiology/Risk)

疾患発生につながる特定の要因（その人の持

つ特徴や，環境因子，生活習慣因子など）や悪影響を及ぼす介入は何か，といった疑問です．

3) 予後/予測 (Prognosis/Prediction)

合併症や疾患進行など望まれない状態を引き起こす**予後因子**は何かといった疑問や，疾患有無の予測や将来の臨床経過（特に疾患や合併症発生）の予測が行えるよい方法がないか，といった疑問です．

リスク因子とは，健常者での疾患罹患を引き

起こす要因です．予後因子とは，疾患をもつ患者の望まれないアウトカムを引き起こす要因です．両者はよく混同して用いられますが，厳密には上記のように区別されます．

4) 診断 (Diagnosis)

ある診断法が病態や疾患をもつ患者とそうでない患者を区別するのに有効であるか，といった疑問です．または，どの診断ツールや検査方法がより正確か，といった疑問です．

5) 実態把握/記述 (Description)

疾患や症状，診療の実態がいまだ明らかになっていない場合に生じる疑問です．一見すると，背景疑問に該当すると感じるかもしれません．しかし，新たに発見された疾患や希少疾患の実態が不明であることや，日常の臨床場面における現象や実態が十分に理解されていないことはよくあります．

6) 意味 (Meaning)

病気をもつことの経験，信念，病気に対する考えや態度など，特定の個人，グループ，コミュニティにとっての経験や現象の意味は何か，といった疑問です．

表 1-1　疑問の型と疑問例

疑問の型	疑問の例
治療介入 / 予防 (Treatment/ Prevention)	＜治療介入の疑問例＞ ・人工呼吸器による管理中の鎮静方法や鎮静薬の違いによって，人工呼吸器離脱までの時間や死亡などに違いはあるか？ ・入退院支援は在院日数を短縮するか？ ＜予防の疑問例＞ ・重症な下痢患者の褥瘡予防に直腸カテーテルは有用か？ ・ドレッシング材交換の頻度によってカテーテル関連血流感染の予防効果に違いはあるか？ ・エアマットレスによる自動体位変換機能は褥瘡予防に有効か？
病因 / リスク (Etiology/Risk)	・転倒しやすい高齢者の特徴は何か？ ・入院患者の睡眠障害を引き起こすリスク因子は何か？
予後 / 予測 (Prognosis / Prediction)	＜予後の疑問例＞ ・脳卒中発症患者の 5 年後死亡に関連する予後因子は何か？ ・高齢者の入院に伴う身体機能低下を引き起こす予後因子は何か？ ＜予測の疑問例＞ ・急性期病院での転倒リスクスクリーニングに有用なツールは何か？ ・ICU に入室した患者の死亡予測方法は？
診断 (Diagnosis)	・せん妄をベッドサイドで診断するアセスメントツールは，精神科専門医による確定診断と同様に正確か？ ・口腔内状態のアセスメントツールは正確な評価が可能か？
実態把握 / 記述 (Description)	・新型コロナウイルス（COVID-19）の症状や特徴は？ ・COVID-19 感染後の後遺症はどのようなものがあり，どれくらいの期間続くか？ ・院内での急変発生時の死亡割合と急変原因の内訳は？
意味 (Meaning)	・先天性心疾患の乳幼児をもつ母親の困難感とは？ ・終末期の介護を経験した遺族の考える「良い死」とは？ ・人工呼吸器による管理中にせん妄を発症した患者はどのような体験をしているか？

4 各前景疑問のタイプに適した研究デザイン

前景疑問に答えるには，主に**臨床疫学研究**が必要になります．前景疑問のタイプに応じて，適切な研究デザインは異なります（**表1-2**）．各研究デザインの詳細については第4章で解説します．

表1-2　研究目的（疑問の型）と利用できる研究デザイン

疑問の型	利用可能となる主な研究デザイン
治療介入 / 予防	ランダム化比較試験，コホート研究
病因 / リスク	コホート研究，症例対照研究
予後 / 予測	コホート研究，横断研究
診断	横断研究
実態把握 / 記述	症例報告・症例シリーズ研究，横断研究，コホート研究
意味	質的研究

〔Fineout-Overholt E, et al.：Evid Based Nurs 2(3)：157-160, 2005[25]，上村夕香理：厚生の指標 68：51-54, 2021[26] をもとに作成〕

5 エビデンスのレベルに関する注意点

EBM/N を実践するうえで，研究結果の確からしさ（**エビデンスの質**）を研究デザインによってランク付けしたものを，エビデンスのレベルといいます．**エビデンスのレベル**に対する捉え方は，従来から大きく変化しました（**図1-3**）．

図1-3　エビデンスレベルを表現するピラミッド

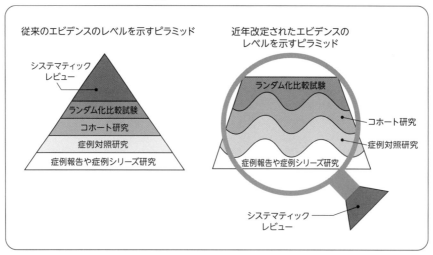

〔Murad MH, et al.：Evid Based Med 21(4)：125-127, 2016[27] をもとに作成〕

88002-130 JCOPY

従来，エビデンスのレベルはピラミッドの形で表されていました．例えば治療介入に対するエビデンスのレベルは，複数のランダム化比較試験の結果を統合したシステマティックレビューを頂点として，ランダム化比較試験，コホート研究，症例対照研究，症例シリーズ/症例報告の順にレベルが低くなっていました．

しかし，近年は研究デザインだけでエビデンスレベルを評価する方法が見直されつつあります．なぜなら，研究から得られた結果の信頼性は，研究デザインだけではなく，それぞれの研究がどれだけ科学的に厳密に実施されたかにも依存するからです（詳細は，第 5 章 **2** を参照）．

例えば，研究実施内容に多くの問題があるにもかかわらず，研究デザインがランダム化比較試験だという理由でエビデンスのレベルが高いと評価するのは不適切でしょう．一方，従来の

エビデンスピラミッドで 3 番目に位置していたコホート研究でも，科学的に厳密に実施されれば，研究実施に問題をかかえるランダム化比較試験よりも意義のある研究結果を提供することもあります．

このような反省から，エビデンスピラミッドは，研究デザイン間の区切りが，直線から波を打つような形に修正されました．これは，エビデンスレベルが研究の質に応じて変わりうることを反映しています．なお，システマティックレビューはピラミッドの頂点から外されて，他の研究デザインによる結果の信ぴょう性を評価し，現場で適用できるか判断するためのレンズとして表現されています[27]．このように，研究自体の科学的な厳密性などを加味して研究の質を判断する方法については，主に第 5 章「EBM/N の Step 3：③論文の読み方と批判的吟味」で解説します．

Column②

ランダム化比較試験でノーベル経済学賞 !?

2019 年に「世界の貧困を緩和するための実験的アプローチに関する功績」が称えられ，アビジット・バナジー，エステル・デュフロ，マイケル・クレーマーの経済学者 3 名にノーベル経済学賞が与えられました．彼らは貧困を緩和する可能性のある介入の効果をランダム化比較試験 (RCT) によって検証しました．RCT の利用によって開発経済学の分野を変革し，エビデンスに基づく政策導入によって貧困対策に貢献したことが受賞理由です．彼らのノーベル賞受賞の皮切りとなった研究は，ケニアでの教育政策に関するもので 1990 年代に実施されました[28]．

しかしながら，1990 年代の医学界では，RCT はすでにメジャーな研究デザインでした．医学界初の RCT は，結核に対するストレプトマイシンの効果を検証する研究であり，オースティン・ブラッドフォード・ヒルを中心に実施されました[29]．結果は 1948 年に *BMJ* に掲載されました[30]．RCT は 1930 年ごろに統計学者のロナルド・フィッシャーによって提唱され，栽培食物の新種や肥料の評価に用いられた「実験計画法」の原則である「ランダム化の理論」を適用させたものでした[31]．医学分野における RCT の利用も医療を変革したものの，この 2 人はノーベル賞の受賞者となりませんでした．なお，ストレプトマイシン自体を発見したセルマン・ワクスマンは，1952 年に「結核に効果のあるストレプトマイシンの発見」に対してノーベル生理学・医学賞を受賞しました．

引用文献

1) Puljak L : The difference between evidence-based medicine, evidence-based (clinical) practice, and evidence-based health care. J Clin Epidemiol 142 : 311-312, 2022

2) 南郷栄秀：EBM 考え方と手順．JIM 21(7)：544-547, 2011

3) Haynes RB, Devereaux PJ, Guyatt GH : Physicians' and patients' choices in evidence based practice. BMJ 324(7350) : 1350, 2002

4) Sackett DL, Rosenberg WM, Gray JA, et al. : Evidence based medicine: what it is and what it isn't. BMJ 312(7023) : 71-72, 1996

5) DiCenso A, Cullum N, Ciliska D : Implementing evidence-based nursing : some misconceptions. Evid Based Nurs 1(2) : 38-39, 1998

6) 阿曽洋子, 矢野祐美子, 宮嶋正子ほか : 褥瘡予防の看護研究. 看護研究 40(6) : 501–512, 2007

7) Bergstrom N, Horn SD, Rapp MP, et al. : Turning for Ulcer ReductioN: a multisite randomized clinical trial in nursing homes. J Am Geriatr Soc 61(10) : 1705-1713, 2013

8) Gillespie BM, Walker RM, Latimer SL, et al. : Repositioning for pressure injury prevention in adults. Cochrane Database Syst Rev 6 : CD009958, 2020

9) Straus SE, Glasziou P, Richardson WS, et al. : Evidence-Based Medicine How to Practice and Teach EBM. Elsevier, Edinburgh, 2019

10) Melnyk BM, Fineout-Overholt E, Stillwell SB, et al. : Evidence-based practice : step by step : igniting a spirit of inquiry : an essential foundation for evidence-based practice. Am J Nurs 109(11) : 49-52, 2009

11) Cook DA, Sorensen KJ, Wilkinson JM, et al. : Barriers and decisions when answering clinical questions at the point of care: a grounded theory study. JAMA Intern Med 173(21) : 1962-1969, 2013

12) Sadeghi-Bazargani H, Tabrizi JS, Azami-Aghdash S : Barriers to evidence-based medicine : a systematic review. J Eval Clin Pract 20(6) : 793-802, 2014

13) Correa VC, Lugo-Agudelo LH, Aguirre-Acevedo DC, et al. : Individual, health system, and contextual barriers and facilitators for the implementation of clinical practice guidelines : a systematic metareview. Health Res Policy Syst 18(1) : 74, 2020

14) Wang LP, Jiang XL, Wang L, et al. : Barriers to and facilitators of research utilization: a survey of registered nurses in China. PLoS One 8(11) : e81908, 2013

15) Sams L, Penn BK, Facteau L : The challenge of using evidence-based practice. J Nurs Adm 34(9) : 407-414, 2004

16) Berthelsen C, Holge-Hazelton B : The importance of context and organization culture in the understanding of nurses' barriers against research utilization : a systematic review. Worldviews Evid Based Nurs 18(2) : 111-117, 2021

17) Flodgren G, Rojas-Reyes MX, Cole N, et al. : Effectiveness of organisational infrastructures to promote evidence-based nursing practice. Cochrane Database Syst Rev 2012(2) : CD002212, 2012

18) Melnyk BM : The current research to evidence-based practice time gap is now 15 instead of 17 years : urgent action is needed. Worldviews Evid Based Nurs 18(6) : 318-319, 2021

19) Ferriman A : BMJ readers choose the "sanitary revolution" as greatest medical advance since 1840. BMJ 334(7585) : 111, 2007

20) Doheny K : What's the greatest medical advance? Medical journal BMJ invites you to choose. WebMD Health Corp, 2007 (https://www.webmd.com/a-to-z-guides/news/20070104/greatest-medical-advance)

21) Dickersin K, Straus SE, Bero LA : Evidence based medicine: increasing, not dictating, choice. BMJ 334 (Suppl 1) : s10, 2007

22) Hitti M : Greatest medical advance : sanitation. Sanitation gets top vote in medical advances from readers of the Journal BMJ. WebMD Health Corp, 2007 (https://www.webmd.com/a-to-z-guides/news/20070119/greatest-medical-advancement-sanitation)

23) Stillwell SB, Fineout-Overholt E, Melnyk BM, et al. : Evidence-based practice, step by step : asking the clinical question : a key step in evidence-based practice. Am J Nurs 110(3) : 58-61, 2010

24) Fineout-Overholt E, Hofstetter S, Shell L, et al. : Teaching EBP : getting to the gold : how to search for the best evidence. Worldviews Evid Based Nurs 2(4) : 207-211, 2005

25) Fineout-Overholt E, Johnston L : Teaching EBP : asking searchable, answerable clinical questions. Worldviews Evid Based Nurs 2(3) : 157-160, 2005

26) 上村夕香理 : 医療職のための学び直し−研究デザインから論文報告までの生物統計学の道標− 第3回 リサーチクエスチョンに対応する臨床研究デザインの型. 厚生の指標 68 : 51–54, 2021

27) Murad MH, Asi N, Alsawas M, et al. : New evidence pyramid. Evid Based Med 21(4) : 125-127, 2016

28) Glewwe P, Kremer M, Moulin S : Many children left behind? Textbooks and test scores in Kenya. American Economic Journal : Applied Economics 1(1) : 112-135, 2009

29) Armitage P : Fisher, Bradford Hill, and randomization. Int J Epidemiol 32(6) : 925-928, discussion 945-948, 2003

30) Streptomycin in Tuberculosis Trials Committee : Streptomycin treatment of pulmonary tuberculosis. A Medical Research Council Investigation. BMJ 2(4582) : 769-782, 1948

31) Fisher RA : The Design of Experiments. Oliver & Boyd, Oxford, 1935

第 2 章

EBM/NのStep 1・2：
臨床上の疑問を明確にして
エビデンスを探し集める

Key Point

✓ EBM/N 実践のための最初の Step は，臨床上の疑問を定式化することであり，PI(E)CO(ピコ / ペコ) が用いられる.

✓ P は Patients/Population の頭文字であり, 対象とする患者 / 集団を設定する.

✓ I(E) は Intervention(Exposure) の頭文字であり，興味のある介入 (曝露) などの状況を設定する.

✓ C は Comparison/Control の頭文字であり，I(E) に対する比較 / 対照を設定する.

✓ O は Outcome の頭文字であり，興味のあるアウトカムを設定する.

✓ PI(E)CO を用いた定式化は特に「治療介入 / 予防」に有用であるものの，すべての前景疑問の型に対応できる.

✓ 一次資料とは，学術雑誌に掲載された原著論文である. 二次資料とは，専門家が網羅的な論文検索によってさまざまな原著論文を選別し，内容の吟味・要約・解説を加えてわかりやすくまとめた資料である.

✓ 6S モデルの最上位の情報源からエビデンスを探していく.

✓ PubMed は, MeSH Term の利用, PI(E)CO に基づく検索用語の組み合わせ, Additional filter による絞り込みを組み合わせることにより，詳細な検索を効率的に行うことが可能になる.

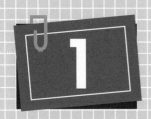

EBM/N の Step 1：
臨床上の疑問を明確にしよう

1 問題の定式化と PI(E)CO の利用

EBM/N の最初の Step は，思い浮かんだ臨床上の疑問を整理し，**PI(E)CO（ピコ/ペコ）**に定式化することです[1]．

EBM/N を実践するうえでの疑問は，その内容が明確であり，検索と回答が可能な形式である必要があります[2]．PI(E)CO を用いることにより，曖昧な臨床疑問が研究疑問に昇華され，その疑問に関する文献を探索することが可能になります．つまり PI(E)CO はエビデンス探索の指針そのものでもあります[3]．

PI(E)CO の中身を具体的に見ていきましょう（**表 2-1**）．

表 2-1　PI(E)CO を用いた疑問の定式化

P	Patient/ Population	どのような 人々(患者)が
I(E)	Intervention または Exposure	何を受けると / 何があると
C	Comparison/ Control	I(E) の状態と 比べて
O	Outcome	どうなるか

P は **Patient/Population** の頭文字です．疑問の対象である患者/集団を意味し，どのような人々を対象とした疑問であるかを設定します．

I(E) は **Intervention(Exposure)** の頭文字です．Intervention は**介入**，Exposure は**曝露**を意味します．興味のある治療やケアや検査などの介入，またはタバコや食生活などの生活習慣

要因や環境要因などへの曝露など，P で定義した人々がどのような状態にあるかを設定します．

C は **Comparison/Control** の頭文字です．Comparison は比較，Control は対照を意味します．I(E) で設定した介入（曝露）に対して比較の対象となる状態を設定します．

O は **Outcome** の頭文字です．興味のある**アウトカム（結果）**を設定します．

PI(E)CO を用いた臨床疑問の定式化は，特に「治療介入/予防」の疑問の型に有効です．しかし，すべての前景疑問の型に用いることができます．前景疑問の型によっては P から O までのすべてを使わない場合もあります．

「予測」に関する疑問では，PICO ではなく PICOTS への定式化が推奨されます[4]．どの時点 (T：Timing)，どの場面 (S：Setting) かを設定することが重要なためです[5]．

「診断」に関する疑問では，PICO ではなく PICOT を用いることが推奨されます．どの時点 (T：Timing) で使用される診断法なのか設定することが重要なためです[6]．例えば，自覚症状のない状態での健康診断での使用か，すでに疾患を疑われている確定診断の時点か，などが設定対象になります．

「実態把握/記述」や「意味」に関する疑問では，比較/対照が存在しないことから，I(E) と C の両方，または C のみを設定しません（**表 2-2**）．

88002-130 **JCOPY**

表 2-2　各疑問の型に対する PI(E)CO の例

疑問の型	内容	PI(E)CO の雛形の例
治療介入 / 予防 (Treatment/Prevention)	どのような治療や予防的介入がアウトカムを改善するか？	(P)＿＿＿ の集団が，(I)＿＿＿ を行う（受ける）ことは，(C)＿＿＿ と比べて，(O)＿＿＿ がどうなるか？
病因 / リスク (Etiology/Risk)	疾患発生につながる特定のリスク因子や悪影響を及ぼす介入は何か？	(P)＿＿＿ の集団が，(E)＿＿＿ を持つ（または受けた）ことは，(C)＿＿＿ を持つ（または受けた）ことと比較して，(O)＿＿＿ を起こすリスクが高い（低い）か？
予後 / 予測 (Prognosis / Prediction)	合併症や疾患の進行など望まれない状態を引き起こす予後因子はなにか？（予後） 疾患有無の予測や，将来の臨床経過（特に疾患や合併症の発生）の予測が行える方法は？（予測）	(P)＿＿＿ の集団で，(E)＿＿＿ は，(C)＿＿＿ と比較して，(O)＿＿＿ にどのような影響を与えているか？（予後） (T)＿＿＿ の時点で，(S)＿＿＿ の場面において，(P)＿＿＿ の集団での(I/E)＿＿＿ の有無（または検証する予測モデルの使用）による (O)＿＿＿ の発生の予測は正確に行えるか？（予測）
診断 (Diagnosis)	特定の状態像や疾患の有無を診断するうえで，どの方法がより正確か？	(T)＿＿＿ の時点において，(P)＿＿＿ の集団で，(I)＿＿＿ を用いた検査は，(C)＿＿＿ を用いた検査と比べて，(O)＿＿＿ の診断精度が高いか？低いか？同等か？
実態把握 / 記述 (Description)	疾患，診療，症状などの実態の調査・記述	(P)＿＿＿ の集団の (O)＿＿＿ の実態は？ ※臨床の現状把握のため「O」に治療内容などが設定される場合もあります．
意味 (Meaning)	特定の患者個人，集団，またはコミュニティにとっての経験の意味の理解	(P)＿＿＿ の集団において，(I)＿＿＿ を受けた（または (I/E)＿＿＿ の状態にある）者は，(O)＿＿＿ をどのように認識しているのか？

〔Stillwell SE, et al.：Am J Nurs 110(3)：58-61, 2010[3]，森田光治良ほか：看護研究 52(4)：289-305, 2019[7] をもとに作成〕

2　PI(E)CO 設定のポイント

1）P (Population/Patient) の設定

　P (Population/Patient) を設定する際は，どのような集団や患者を対象にするかを具体的に表現する必要があります．例えば，性別や年齢層，病態，病院（入院/外来，急性期/慢性期）・介護施設・地域といった集団が置かれている環境が設定され，具体的に対象集団をイメージできるように表現します．

　ここで，良い P と悪い P を見比べてみましょう．

> 良い P：ICU で集中治療を受けている　　　　　　65 歳以上の敗血症患者
> 悪い P：敗血症患者

　悪い P は，単に病態を提示しているだけであり，具体的に対象集団をイメージできません．良い P は，患者の年齢層や置かれている状況などを記載しているため，明確に対象集団をイメージできます．

　P を具体的に設定できれば，臨床上の疑問に

対するエビデンスにたどり着ける可能性が高くなるでしょう.

実際に受けた特定の介入を I に設定したりします.

2）I(E) (Intervention/Exposure) の設定

I(E) の設定方法は, 臨床疑問の型によって異なります (表2-3).

疑問の型が「治療介入/予防 (Therapy/Prevention)」である場合, 実践を検討している看護ケアや治療などの介入, 予防介入, 医療介護提供体制などを I(E) に設定します.

疑問の型が「診断 (Diagnosis)」である場合, 特定の診断方法などを I に設定します.

疑問の型が「病因/リスク (Etiology/Risk)」や「予後 (Prognosis)」の場合, 興味のある曝露要因（例：喫煙, 食生活, 運動習慣）や状態像（例：肥満状態）などを E に設定します.

疑問の型が「意味 (Meaning)」である場合,

3）C(Comparison/Control) の設定

C では, I(E) と比較が可能な対照を設定します. I(E) で設定したものの対となるような形で治療, 状態, 状況を設定します. 例えば, 新規治療に対しては, 標準治療や何も介入していない状況などを設定します.

4）O(Outcome) の設定

O では, P で設定した集団にとって重要な**アウトカム（結果）**を設定します. 例えば, P が ICU に入室した患者の場合, O は 30 日以内死亡などを設定します.

アウトカムの詳細は, 第 3 章 **1** で解説します.

表 2-3　介入・曝露の例

疑問の型	要素	例
治療介入 / 予防 (Treatment/ Prevention)	治療的介入 (看護ケアや治療)	手術, 医薬品, 医療材料, さまざまな手技・手順・プロトコル, 複合的な治療戦略, 心理療法, 新たなシステム・ガイドラインの導入, など
	予防的介入	予防接種, 健診, など
	医療介護提供体制	医療設備 (医療機器, 検査設備, など) の違い, 医療従事者の充実度 (組織体制や人員), など
病因 / リスク (Etiology/Risk), 予後 (Prognosis)	曝露要因	喫煙, 食生活, 睡眠, 飲酒, 運動習慣, サプリメント服用, 大気汚染, 職場環境, など
	状態像	年齢, 性別, 肥満状態, 併存疾患の有無, 家族歴, 特定遺伝子の有無, など

3 PI(E)CO を用いた疑問の定式化

事例を通して, PI(E)CO を用いた疑問の定式化の方法を学びましょう.

例1 褥瘡予防に対する最適な介入

オハイオ州立大学ウェクスナー医療センターでは, 院内発生褥瘡 (hospital-acquired pressure injuries, HAPI) の増加を受けて, 質管理部門, 情報技術, 栄養に関する専門家と, 創傷オストミー専門看護師からなるワーキンググループが結成されました. ワーキンググループ

の目的は，褥瘡予防のためのベストプラクティスを検討して，リスクの高い患者の HAPI を予防するためのエビデンスに基づく取り組みを実践へ導くことでした[8]．

ワーキンググループは，「褥瘡予防に対する最適な介入方法は何か？」という疑問を，PI(E)CO を用いて定式化しました．

まず，特に成人以降の患者での褥瘡発生が問題になっていたため，P(Population/Patient) は「成人・高齢者の入院患者」を設定しました．

次に，I(Intervention) については，議論の結果，褥瘡予防としてエビデンスに基づく褥瘡プロトコルを活用するというアイデアに関心が集まり，「エビデンスに基づく褥瘡プロトコルの利用」が設定されました．C (Comparison/Comparator) は，これまで行われていた「体位変換などの通常ケア」を設定しました．O (Outcome) について，ワーキンググループの目標はリスクの高い患者の HAPI を予防することであるため，「入院中の褥瘡発生」が設定されました．

> 疑問の型：
> 「治療介入/予防 (Treatment/Prevention)」
> 　P：成人・高齢者の入院患者
> 　I：エビデンスに基づく褥瘡予防プロトコルの利用
> 　C：体位変換などの通常ケア
> 　O：入院中の褥瘡発生

例2　中心静脈カテーテルのロック

大学病院の外来がんセンターで働く専門看護師は，がん看護学会や輸液看護学会など専門機関のガイドラインの改訂を確認していました．その際，静脈ラインのロックに用いる標準薬液として，生理食塩水が推奨されている傾向があることに気づきました[9]．

そこで彼女は，「中心静脈カテーテルの閉塞予防にヘパリン加生理食塩水によるロックを行っているけれども，ヘパリンを加えない生理食塩水によるロックでもいいのかな？」という疑問を持ちました[10]．

P(Population/Patient) について，がんセンターの外来に通う患者のなかで「中心静脈カテーテルを挿入されている成人患者」を設定しました．

I(Intervention) は，ガイドラインに記載のある「生理食塩水ロック」を設定しました．

C (Comparison/Comparator) として，現在ルーチンとして行っている「ヘパリンロック」を設定しました．

O (Outcome) は，「中心静脈カテーテルの閉塞」を設定しました．

> 疑問の型：
> 「治療介入/予防 (Treatment/Prevention)」
> 　P：中心静脈カテーテルを挿入されたがんセンター外来通院の成人患者
> 　I：生理食塩水ロック
> 　C：ヘパリンロック
> 　O：中心静脈カテーテルの閉塞

第2章

ナイチンゲールは統計家としても有名？

　看護師であれば誰もが知っているフローレンス・ナイチンゲール (1820-1910) は，「疫学と公衆衛生のパイオニアで公衆衛生分野に大きな貢献をした統計学者」としても認知されています[11]．ナイチンゲールは，看護師としてクリミア戦争下の野戦病院に赴きました．そこで彼女は，戦闘による負傷を原因とする死亡者数よりも，コレラなどの感染症による死亡者数が多いことを発見します．ナイチンゲールは，「鶏頭図」というグラフ表現を用いてこの状況を可視化し，イギリス政府に訴えました (図 2-1)[12]．その結果，政府の財政的支援を得て，病院の衛生環境を劇的に改善し，感染症による死亡者数を減少させることに成功しました[13]．この仕事は，まさに EBM/N の起源といわれています[14,15]．このエピソードを含むさまざまな功績から，ナイチンゲールは 1859 年に英国王立統計協会の最初の女性会員に選ばれ，さらに 1874 年にはアメリカ統計協会の名誉会員に選ばれました．入念に収集したデータと説得力のあるグラフを通して改革の必要性を訴えたナイチンゲールの姿勢は高く賞賛されており[11]，「人を納得させるエビデンスとその図示によって社会を変革した情熱的な統計家」と呼ばれています[16]．

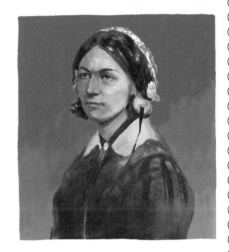

　この図は，1854 年 4 月から 1855 年 3 月の各月の死亡者数に関するデータを面積で表しています．①の色の面積は予防可能または軽減可能な感染症による死亡者数，②の色は負傷による死亡者数，③の色はその他の原因よる死亡者数を示しています．陸軍におけるほとんどの死亡が，戦争自体を原因にしたものではなく，感染症によるものであることを訴えています．ナイチンゲールは，この鶏頭図を「耳を通して大衆に伝え損ねたことを『目を通して』伝えるための手段だ」と述べています．

図 2-1　陸軍の死亡原因に関するナイチンゲールの鶏頭図

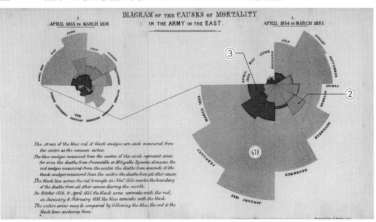

〔Wikimedia commons："Diagram of the causes of mortality in the army in the East" (1858) by Florence Nightingale, a colored pie chart to illustrate causes of death in the British Army[12] より引用〕

88002-130 JCOPY

EBM/N の Step 2：エビデンスを探し当てよう

1 一次資料と二次資料

エビデンスの元となる情報源には，**一次資料** (primary source) と **二次資料** (secondary source) があります．

一次資料とは，個々の研究結果を報告した論文であり，**学術雑誌** (academic journal) に掲載された**原著論文** (original articles) を指します．一次資料は，最新の情報を得られるという利点があります．しかし一次資料は，**PubMed** などの**文献検索エンジン**を用いて，自力で得る必要があります．

PubMed には，2020 年の 1 年間だけでも 160 万件もの文献情報が登録されています．膨大な数の原著論文の中から欲しい情報を探し当てるには，一定のスキルを要します．

二次資料とは，専門家が網羅的な論文検索によって臨床の個別の問題に関連した一次資料を収集し，内容を吟味・選別・要約し，解説を加えてわかりやすくまとめた資料です．忙しい臨床家にとっては，二次資料から情報を探していくのが現実的です[17]．しかし，二次資料は常に内容を更新されているわけではないので，最新情報が含まれないという欠点もあります．また，二次資料自体の質が高い保証はありません．二次資料を作成した専門家の個人的な考え方や価値観の影響を受けている可能性もあります．そのため，二次資料を元にして意思決定をする際，利用する側が内容を吟味して，利用するかどうか状況に合わせて判断しなければなりません (詳細は，第 5 章～第 6 章を参照)．

二次資料源を用いることの利点は 2 つあります．1 つ目は Step 2「情報収集」と Step 3「情報の批判的吟味」にかかる労力を減らせること，2 つ目は Step 1「疑問の定式化（疑問・課題の整理）」や Step 4「患者への適用」といった患者に直接関わる部分に割く時間を増やせることです．

2 原著論文と学術雑誌

一次資料にあたる原著論文は，学術雑誌に掲載されます．学術雑誌とは，各学問分野の学術論文を掲載する定期刊行物です．主に，各分野の専門学会によって発行される学会誌と，出版社から発行される商業誌に分類されます．学会誌でも商業誌でも，**編集委員会** (editorial board) のメンバーの大半は専門家で構成されます．学術雑誌では，投稿論文を専門家が**査読** (review) します．それにより，論文の内容の質が一定程度担保されます．また，医学系の学術雑誌は研究者ではない医療従事者に情報を提供する役割も持っています[18]．

学術雑誌に掲載される記事には，**原著論文** (Original articles)，**レビュー** (Review articles)，**症例報告** (Case reports)，**ガイドライン** (Guidelines)，**論説** (Editorials)，**編集者への手紙** (Letters to the editor) などがあります[18] (表 2-4)．原著論文のみが一次資料に該当します．

表 2-4　学術雑誌に掲載される記事の種類

記事のタイプ	内容
原著論文 (Original Articles)	科学的な手法に基づいて行われた研究結果を報告する論文．動物実験などの基礎研究，ランダム化比較試験を中心とした介入研究，横断研究・コホート研究・症例対照研究などの観察研究，質的研究などあらゆる研究を含む．
レビュー (Review Articles)	特定のテーマに関する原著論文を集めて要約・統合した論文．二次資料に該当する．科学的手法に基づくシステマティックレビューと，専門家の視点でまとめられるナラティブレビューがある（第 4 章参照）．
症例報告 (Case Reports)	珍しい臨床例や未知の病態などを取り上げ，行われた治療・ケアやその経過などを記述する．
ガイドライン (Guidelines)	医療者と患者の臨床上の意思決定を支援するために作成される． 最新で質の高い研究と専門家の意見に基づいて最適と考えられる推奨がまとめて提示される．二次資料に該当する．
論説 (Editorials)	同じ号に掲載された原著論文などに関する解説や見解，時事問題についての議論，支持や批評の表明が提示される．雑誌編集者や発行者の意見，信念，方針の表明などを行うために使用される．
編集者への手紙 (Letters to the editor)	本誌に掲載された最近の論文について読者から寄せられた意見や論評．著者からの返答（Author's reply to letter）も含まれる．簡潔な研究報告や症例報告が，編集者への手紙として掲載されることもある．

より深く学ぶための ワンポイント

世界五大医学雑誌

　世界五大医学雑誌（五大誌）とは，*The New England Journal of Medicine* (NEJM)，*Lancet*，*Journal of the American Medical Association* (JAMA)，*British Medical Journal* (BMJ)，*Annals of Internal Medicine* (AIM) の 5 誌です．世界中の医療従事者や医療政策立案者が興味を持つようなテーマや医学上重要なテーマであって，研究デザインや研究実施内容とも十分に質が高く，画期的な内容を含む論文が掲載されます．五大誌のうち，*Lancet* のみが商業誌（エルゼビア社）です．*NEJM* はマサチューセッツ内科外科学会，*JAMA* は米国医師会，*BMJ* はイギリス医師会，*AIM* は米国内科学会，によってそれぞれ発行されています．

　五大誌と同じ発行元から姉妹誌が数多く発行されています．*JAMA* の姉妹紙である *JAMA Internal Medicine* も非常に質が高く，これを含めて世界六大医学雑誌と呼ばれることもあります．姉妹誌にはオープンアクセスジャーナルも多く含まれます．例えば，BMJ グループが発行する *BMJ Open* や，*JAMA* の姉妹誌である *JAMA Network Open* などです．

88002-130 JCOPY

より深く学ぶための **ワンポイント**

査読の仕組みとその効果 [19]

　研究者は研究成果を論文にまとめ，学術雑誌に投稿 (submit) します．論文を受け取った編集者 (editor) は，その内容を吟味して，即座に掲載拒否 (reject) するか，外部の専門家 (その分野の研究者や臨床家) に査読を依頼します (external review)．複数の査読者 (reviewer) の評価をもとに，受理 (accept) か掲載拒否 (reject) かを判断します．一度の査読によって受理されることは稀であり，編集者は著者 (author) に，査読意見に基づく論文の修正 (revision) を要求します．最終的に受理された論文が出版 (publish) されます．通常，この査読のプロセスは，数ヵ月かかります．査読のプロセスは一般的に非公開ですが，雑誌によっては公開していることもあります (図 2-2)．

　査読というシステムを通して外部の専門家からの客観的な評価を受けることによって，論文の科学的な質が一定程度保たれます．一流誌のほうが受理する基準が厳しいため，論文の質は高い傾向となります．

　しかし，査読も完璧なシステムではありません [20]．査読は専門家の善意により無報酬で行われています．投稿論文数は年々増えているため，学術雑誌が査読者を探し選定することも次第に困難になっています．また，すべての査読者が十分な知識とスキルを持っているとは限りません．論文の問題点に気づかないまま受理されてしまう恐れもあります [21]．また，本来なら不必要なはずの解析を要求する，研究結果を反映しないような飛躍した結論を求める，など査読者の不適切な指摘が論文内容に悪影響を及ぼす危険性も指摘されています [22]．

　論文の著者から高額な論文掲載料を得ることを目的として，適切な査読を行わず，低品質な論文を掲載する**ハゲタカジャーナル (predatory journal)** と呼ばれる粗悪な学術雑誌も数多く存在しており [23]，その点も問題視されています．

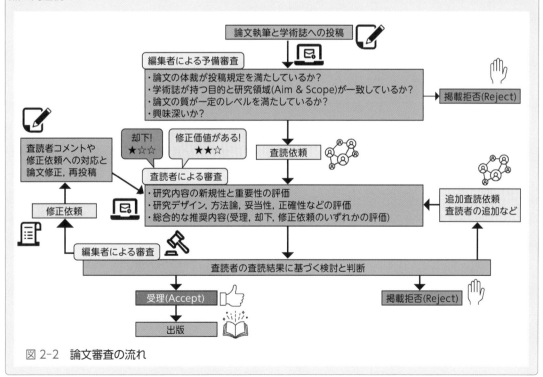

図 2-2　論文審査の流れ

EBM/N を実践する際の情報源の選択に,**6S モデル**が利用されます.6S には,①**システム (Systems)**,②**サマリー (Summaries)**,③**統合の要約 (Synopses of syntheses)**,④**統合 (Syntheses)**,⑤**個々の研究の要約 (Synopses of studies)**,⑥**個々の研究 (Studies)** が含まれます[24].①から⑤までは二次資料,⑥は一次資料です (**図 2-3**).

通常は 6S の最上位に位置する二次情報である「①システム」から順にエビデンスを探していくことになります.なぜなら,「⑥個々の研究」の中から自分の疑問に関連する最良のエビデンスを見つけるのは,手間がかかるからです.

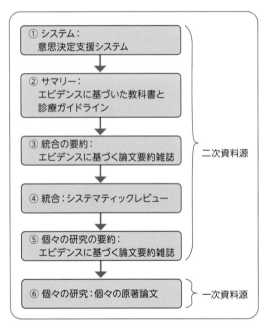

図 2-3 6S システムによるエビデンスを検索する順番

1) システム

システム (Systems) とは,特定の臨床問題に関連する質の高いエビデンスを統合して要約し,電子カルテ上でそれぞれの患者の状況にリンクさせ,取るべき適切な実践内容や推奨事項をリアルタイムで提案する**意思決定支援システム (Computerized Decision Support Systems)** を指します.例えば,診断や治療,薬剤処方などの指示を電子カルテ上で行う際に,判断ミスの可能性をアラートしたり,ケアの実施中に電子カルテに助言や推奨される治療やケアを提供するように促すアラートを出したりするシステムです.しかし,現時点では患者の状況に合わせて適切なエビデンスを電子カルテ上に提示するようなシステム構築は難しく,臨床で用いられることはほとんどありませんし,どれほど役立つかについても結論は出ていません[25].

2) サマリー

上記のシステムが利用できない場合は,**サマリー (Summaries)** が最良の情報源です.現実的にはまずここから情報を探し始めることになります.サマリーとは,臨床上の各種疑問に関する数々のエビデンスを評価,統合,要約したものであり,**エビデンスに基づく電子教科書**や**診療ガイドライン (Clinical Practice Guidelines, CPG)** が該当します.

①エビデンスに基づく電子教科書

エビデンスに基づく電子教科書は,**ポイントオブケアツール (Point of Care Tools)** とも言われます.最新のエビデンスを統合して臨床現場で迅速に利用できるように構成されています.更新作業が頻繁に行われ,できるだけ最新のエビデンスを反映した情報が提供されることが特徴です.**UpToDate,DynaMed,BMJ Best Practice** などがあります.それぞれの情報源には長所短所があるため,複数のツールを使用することが推奨されることもあります[26](**表 2-5**).いずれも個人契約は可能ですが,主に大学などの研究教育機関や大病院では法人契

表 2-5　主なエビデンスに基づく電子教科書とその特徴

	主な特徴 [27]
UpToDate	＜長所＞ ・トピック数が最も多い [26]．看護関連のトピックもある． ・小児や成人，高齢者など対象者の特徴別に記事が細かく分かれる． ・エビデンスが不足する場合は，専門家の意見を盛り込んでいる． ＜短所＞ ・教科書のような構成で分量が多く，必要な情報を見つけにくい（一方で，DynaMed を使った場合より臨床問題への回答時間は 2 分強早いという報告もある [28]）． ・個人契約料は年間 539 ドルと最も高い．
DynaMed	＜長所＞ ・最も更新頻度が多いとされる [29]． ・箇条書きで読みやすい． ・個人契約料は医師以外の専門職の場合，年間 199 ドルと比較的安価． ＜短所＞ ・疾患治療に関して，薬剤治療と非薬剤治療が混在して記載される． ・エビデンスが不足しているトピックの場合には記載が少ない． ・看護師向けのトピックはない．
BMJ Best Practice	＜長所＞ ・独自調査では，他のツールと比べて内容の質が高いと報告されている [26]． ・個人契約料は医師以外の専門職の場合，年間 155 ユーロと比較的安価． ＜短所＞ ・トピック数が少ない．

第2章

約によっていずれかのサービスを導入していることがあります（コラム 4 も参照）．皆さんの勤務先で利用可能か確認してみてください．それぞれのサービスの概要と利用方法は本章 **3** で解説します．

②診療ガイドライン

　診療ガイドライン（CPG）とは，「エビデンスの体系的なレビューと，複数のケアの選択肢それぞれの利点と害の評価に基づいて作成された，患者に対するケアを最適化することを目的とした推奨事項を含む声明」と定義されます [30]．診療ガイドラインには，国家レベルで公的に発表されるもの，各種専門学会や学術雑誌から発表されるものなどがあります．

　日本では，Minds ガイドラインライブラリが有名です．

　診療ガイドラインは，現在入手可能な最善のエビデンスに基づき，厳密な手順を踏んで作成されたものであることが望まれます．ガイドラインは「このケアを採用するべきだ」というルールを課すわけではなく，ケアに関する提案を行って意思決定を支援しているにすぎません．国や団体が違えば，同じトピックに対するガイドラインでも推奨内容や推奨度が異なることがあります [31]．海外のガイドラインは，医療制度や社会環境の違いから，日本の実情に合わない場合もあるでしょう．また，厳密な作成プロセスを遵守していない質の低いガイドラインが多く存在することにも注意が必要です [32]．そのため，ガイドラインであっても信用に値するのか，患者に適用できるのか吟味が必要です．

　世界の主な診療ガイドライン，看護師向け診療ガイドラインの情報源を章末にまとめました（章末資料①，②）．専門学会や医学雑誌から発表されるガイドラインは，PubMed など文献検索エンジンや各専門団体のウェブサイトでも検索できます．

質の低い診療ガイドラインに対する批判

　米国では，Institute of Medicine(IOM)，US Preventive Services Task Force，Guideline International Network などの組織が，診療ガイドラインの作成基準を策定しています．しかし，多くのガイドラインはこれらの基準に従わずに作成されている状況が明らかになっています[33]．例えば，米国の医療研究・品質調査機構 (The Agency for Healthcare Research and Quality : AHRQ) に掲載されたガイドラインの半数以上は IOM 作成基準の半数すら満たしていない質の低いものでした[34]．このように，質の低いガイドラインが増え，現場で適用されてしまうことは長年の懸念事項とされています[33]．

　ガイドラインの質の問題には，方法論の問題と**利益相反**（第 3 章 **1** を参照）の問題の両方が存在します[35]．例えば，米国心臓協会／米国心臓病学会 (American Heart Association/ American College of Cardiology) が公表したガイドラインの勧告内容の 41 %，米国臨床腫瘍学会が公表したガイドラインの勧告内容の 21 %は，**GRADE**（第 5 章 **2** 参照）の基準を満たさない不適切なものであったことが 2021 年の調査で判明しています[36]．また，米国感染症学会 (Infectious Diseases Society of America) のガイドラインにある 4,000 の推奨項目のうち，質の高いエビデンスで裏付けられていた項目はわずか 14 %でした[37]．利益相反の問題では，作成に関わった著者の利益相反開示が 2 ページ半にもわたるようなガイドラインも存在します[32]．

　日本の医学系学術団体から 2018 〜 2019 年に公表された診療ガイドラインの質を評価した結果が，臨床疫学分野の一流誌である *The Journal of Clinical Epidemiology* から公表されました[38]．ガイドラインの質の評価には，AGREE II ツール（第 5 章 **2** 参照）などが用いられました．評価の結果，残念ながら日本の診療ガイドラインについても質が低いことが明らかとなりました．質を向上させるためには，診療ガイドライン作成プロジェクト開始時から貢献する人数を確保し，最新のガイドライン作成方法を採用することが重要であると考察されました．日本では，2020 年に Minds から「Minds 診療ガイドライン作成マニュアル 2020」[39] と「診療ガイドラインの普及と医療の質向上の評価の提言」[40] が発表されました．診療ガイドライン作成者に向けて，ガイドラインの作成，普及，活用，評価に関する継続的な取り組みの重要性が啓発されています．一般的には，専門学会が主導して作成したガイドラインのほうが，公的な保健機関が作成したガイドラインに比べて質が低いとされています[41]．権威のある学術団体が作成したガイドラインであっても無闇に信頼してはいけないのが現状といえます．

リビングガイドライン

　診療ガイドラインの欠点として，最新のエビデンスが反映されるのに時間がかかり，ガイドラインの公表時にすでに内容が古くなってしまう点が挙げられます[42]．これらの問題に対応するために，**リビング・ガイドライン (Living guidelines)** という試みが広がっています[43]．新しいエビデンスが発表された時点でガイドライン全体を見直すのではなく，ガイドラインに含まれる個々のケア項目の推奨内容を順次更新していくものです．例として，BMJ Rapid Recommendations というプロジェクト (https://www.bmj.

com/rapid-recommendations) が，非営利の研究・イノベーションプログラムである MAGIC(https://magicevidence.org) と協力して，リビング・ガイドライン作成に取り組んでいます [44]．BMJ Rapid Recommendations は，実践を変える可能性の高い研究をすばやく把握し，**システマティックレビュー**を行います．並行して，批判的吟味により研究を評価し，実践に必要な提言を行います．研究結果と提言は BMJ に提出され，査読を経て出版されます [44]．

＜ BMJ Rapid Recommendation によって公表された Living guideline の例＞ (2022 年 2 月参照)

・COVID-19 を予防する薬剤に関する living WHO guideline
・重症患者に対する消化管出血の予防に関するガイドライン
・急性期患者に対する酸素療法に関するガイドライン
・敗血症に対するコルチコステロイド療法に関するガイドライン
・咽頭痛に対するコルチコステロイドに関するガイドライン

　イギリスの**国立医療技術評価機構 (National Institute for Health and Clinical Excellence : NICE)** は，2021 年に今後 5 年間のガイドライン作成と活用に関する戦略の柱の 1 つとして，リビング・ガイドラインを導入することを発表しました [45]．世界保健機関 (World Health Organization : WHO) も，**リビング・システマティックレビュー** (第 4 章を参照) とリビング・ガイドラインを標準的な方法論として推進しはじめました．特に，COVID-19，妊産婦・周産期医療，避妊の分野でこの手法が用いられています．2016 〜 2019 年の 4 年間ではたった 15 件だったものが，2020 年に入ってから約 100 件のリビング・システマティックレビューが発表されています [46]．

3）統合の要約・個々の研究の要約

　サマリーの情報源が利用できない場合，次に最適な情報源となるのは**統合の要約 (Synopses of syntheses)** です．**統合 (Syntheses)** とはシステマティックレビューを指し，**個々の研究 (Studies)** の質を評価して結果を統合して 1 つの結論を導く研究デザインです (システマティックレビューの詳細は，次項「統合」と，第 4 章を参照)．

　臨床ではシステマティックレビューの論文を読んだり，その質を評価したりする時間がないかもしれません．そのため，システマティックレビューの内容を吟味・要約・解説した情報源である「統合の要約」は，臨床を支える情報源になります．「統合の要約」の情報源としては，**エビデンスに基づく論文要約雑誌 (Evidence-based Abstract Journals)** が該当します．これは，専門家が論文を選定して批判的吟味を行ったのちに論文内容を要約・解説して収載する学術雑誌です．*Evidence-Based Medicine* 誌，*Evidence-Based Nursing* 誌，*Evidence-Based Mental Health* 誌，*ACP Journal Club* 誌などがこの情報源に相当します．幅広い国際医学雑誌に掲載された原著論文の質と妥当性を調査して，一定の質が保たれたと評価された論文が取り上げられ，構造化抄録 (研究内容を簡潔にまとめたもの) と総評 (専門家のコメント) を含む形式で記事にされます．また，エビデンスに基づく要約雑誌では，システマティックレビュー以外の原著論文に関しても構造化抄録と総評が掲載されます．そのため，「個々の研究の要約」の情報源にも該当します．

Evidence-Based Nursing 誌は 3 ヵ月ごとに発行されています．1 年間に約 150 誌の医学・看護雑誌から発表された約 6 万編の研究を吟味し，研究の質が一定の基準を満たし，臨床に直結する価値があると判断された約 120 編程度のシステマティックレビューや原著論文の総評を掲載します [47]．

4) 統合

「統合の要約」までで情報が存在しない場合，個々の研究を「**統合**」した**システマティックレビュー (Systematic review)** が最適な情報源です．システマティックレビューとは，特定の臨床的疑問に対する原著論文を網羅的に収集，系統的な評価，結果の要約を科学的に行い，1 つの結論を導き出す研究手法です．

コクラン (Cochrane) が発行する**コクランライブラリ**が代表的です [51]．各種医学看護雑誌から公表されるシステマティックレビューもあります．PubMed などの医学文献検索エンジンでも，さまざまなシステマティックレビューが検索可能です．コクランによって行われたシステマティックレビューは，そのほかの団体や医学系雑誌から発表されるシステマティックレビューよりも質が高い傾向にあるという評価を受けています [52]．コクランは，システマティックレビューの定期的な更新も行っています．

88002-130 JCOPY

1) 診療の意思決定の論理化

システマティックレビューによって学術界と臨床現場をつなぐことで，EBM の推進を先導し，世界中の医療現場の意思決定のあり方を変えました．

2) 利益相反への挑戦

政府機関・国際機関・研究助成団体・一般人からの寄付などによって運営され，商業スポンサーに関連する利益相反を避けています．**利益相反**に関する厳しい姿勢をとることで医療界を先導し，利益相反に関する議論に大きく貢献してきました．

3) 医療消費者の主体的参画

「患者」を「医療消費者」と捉えて，医療従事者と消費者が同じ情報を共有して共に意思決定を行うモデルを先導してきました．この流れからレビューの作成チームに患者も参加しています．また，コクランによるシステマティックレビューは，平易な言葉での要約 (Plain Language Summary) も同時に作成し，非専門家である消費者が内容を理解できることを目指しています．

4) 臨床研究の質向上

大規模な臨床研究を企画して資金を獲得するには，システマティックレビューを行うことが必須です．こうした中で，コクランレビューは臨床研究の質向上にも貢献してきました．

5) 医療以外の分野への手法の応用

システマティックレビューの手法は，社会科学など他の分野でも応用が始まっています．「キャンベル共同計画 (Campbell Collaboration)」という団体は，教育，福祉，国際開発，犯罪予防などの分野のシステマティックレビューを推進しています．コクランとキャンベルの両分野にまたがるトピックに関するレビューに関しては，レビュー手法が標準化されていることから，両団体からレビューが同時公開される場合もあります．

5）個々の研究

ここまでの情報源で情報が得られない場合，最終的に**個々の研究** (Studies) を自ら選び出さなければなりません．また，二次資料が存在しても目の前の患者には適さない場合にも，個々の原著論文を探す必要が出てくるでしょう．その際，文献検索エンジンを使って論文を検索するスキルが必要になります．最もよく用いられる**文献データベース**は MEDLINE であり，MEDLINE を検索する検索エンジンが **PubMed** です．2021 年 12 月現在，5,279 の学術雑誌が検索可能です[54]．看護系に絞っても 110 以上の学術雑誌が収載されています[55]．

よく用いられる文献データベースの特色を表にまとめました（**表 2-6**）．それぞれの臨床的な疑問に対してどの文献データベースが適しているか把握しましょう．

表 2-6　医学・看護領域の主なデータベースとその特徴

データベース名	主な特徴
MEDLINE(PubMed)	アメリカ国立衛生研究所 (National Institutes of Health : NIH) の国立医学図書館 (National Library of Medicine : NLM) が管理する医学分野の代表的な文献データベース．1966 年以降の文献情報を収載している．MEDLINE のデータを検索するための検索エンジンである PubMed は検索利用料が無料で最もよく利用されている．論文本文へのアクセスは各出版社のポリシーにより無料である場合と有料である場合に分かれる．
Google Scholar	Google が提供する学術雑誌に掲載された記事，専門出版物，書籍などを検索可能な検索エンジン．医学分野に限らずさまざまな専門分野の学術論文が検索可能．検索フィルター機能が限られるため，大量の論文候補がヒットし，それを読み解くしかないのが実情．検索利用は無料．
コクランライブラリ	コクランが発表するシステマティックレビューの収録データベース (Cochrane Database of Systematic Reviews : CDSR) を中心に，EBM に役立つその他のさまざまな情報源のデータベースもある．検索は無料で行えるが，本文へのアクセスには所属施設の契約や個人契約が必要．
Embase	オランダに本社を置く Elsevier Science により運営される． 欧州から発表される英語以外の論文も多数含む．MEDLINE に収載されているすべての論文も検索が可能．特に医薬品に関するデータ（有効性や安全性など）が豊富． 2009 年以降は約 11,500 学会から 230 万を超える索引済み学会抄録も含む．文献検索にも有料契約が必要．
CINAHL	EBSCO 社が運営する看護系全般を扱うアメリカのデータベース．看護およびヘルスケア関連の主要学術雑誌を数多く収載し，ヘルスケアに関する書籍，看護学位論文なども含む．文献検索にも有料契約が必要．
医中誌 Web	明治 36 年創刊の医学中央雑誌刊行会（略称：医中誌）が作成・運営する，国内医学論文情報の検索サービス．国内発行の医学・歯学・薬学・看護学および関連分野の定期刊行物，論文を検索できる．文献検索にも有料契約が必要．

88002-130 JCOPY

Column④

日本における EBM/N に関連する情報源の利用状況

　日本における図書館・情報サービスの利用状況について調査した研究があります[56]．2016 年に 7 つの医療機関の 598 名（医師 275 名，研修医 55 名，看護師 268 名）から医療情報サービスの利用状況についてアンケート調査が実施されました．

　その結果，医師・研修医に最も利用されている情報源は PubMed（医師 80.4%・研修医 65.5%）でした．UpToDate は医師 40.4%・研修医 65.5% であり，医中誌 Web は医師 61.8%・研修医 63.6% でした．

　看護師に最も利用されている情報源は書籍（60.4%）であり，医中誌 Web（40.3%），日本語のオンラインブック（20.5%），学術団体のホームページ（19.0%）が続きました．

　6S モデルの上位にあたる情報源はあまり利用されておらず，その傾向は特に看護師で顕著でした．医師と看護師の情報利用状況の違いの理由として，看護師は「治療や薬に関する情報」や「患者向けの情報」を特に必要としていること，医師と看護師の役割や責任範囲の違い，英語の障壁，などが指摘されました．

　看護師に最も利用されている情報源である書籍は，一般的な基礎知識を確認するために利用されるものであり，EBM/N を実践するうえでの情報源ではありません．書籍には査読システムは存在せず，内容が時代遅れであったり，個人の意見に基づく記載によって内容の偏りや妥当性が定かでなかったりなどの問題があることに注意が必要です[57]．

　また，日本の他の調査 (2016) では，京都大学 Quality Indicator/Improvement Project(QIP) に参加する 239 施設で利用可能な情報源について調査されました[58]．その結果，医療施設での情報源の利用可能割合はそれぞれ PubMed(59.4%)，医中誌 (70.7%)，UpToDate(42.7%)，DynaMed (14.2%)，コクランレビュー (7.9%) となっていました．EBM/N の実践を行うには十分といえない状況です．EBM/N をさらに推進するには，これらの情報源へのアクセスが容易になるような環境整備も求められるでしょう．

第 2 章

EBM/N の Step 2：エビデンスを集めよう

1 サマリーからの情報収集

ここでは，**6S モデル**で推奨される検索順序に合わせて，「**サマリー**」「**統合の要約**」「**統合**」「**個々の研究**」の検索方法を解説します．すべての情報源を使える必要はなく，利用可能な情報源の検索方法を押さえておくとよいでしょう．ほとんどのエビデンスの情報源は英語で発信されています．そのため，英語資料を検索することは避けられないでしょう．言語の障壁に対応するためのヒントについては「コラム 8」を参照してください．

1）UpToDate

UpToDate（https://www.uptodate.com）は，各臨床上の疑問について，420 以上の医学系学術雑誌，文献データベース，診療ガイドラインだけでなく，さまざまな国際機関が作成した診療ガイドラインや報告書からの情報を網羅的に収集しています．7,000 人以上の各分野の専門家が情報を吟味して記事を作成し，**査読**を受けて公表されます．更新は年に 3 回行われ，平均して 1 回あたり約 35% のトピックが更新されます[29]．「信用できるエビデンスがない」という状況では，その記事を担当する専門家の意見を盛り込み，「我々はこのようにケアをしています」と記載されるのが特徴です．取り上げられる臨床上の疑問は，ほとんど医師向けのトピックスですが，看護師向けのトピックスも多数存在します．UpToDate に掲載されている看護師向けの主なトピックを章末にまとめました（章末資料③）．

それでは，UpToDate の検索・利用方法を説明します．トップ画面で検索ボックスに検索したい用語を入力します（図 2-4）．記事の内容自体は英語ですが，日本語検索が可能です．図のように「転倒」と入力すれば，候補となる複数の検索キーワードが表示されます．疾患名，治療方法，検査方法，患者管理方法などを日本語で打ち込んで検索できます．日本語表示でないトップページが表示された場合は，右上のアカウントメニューの "Language" から日本語を選ぶことができます．

「転倒」というワードで検索をすると検索結果画面に移り，検索用語に関連するトピックスが一覧で表示されます．この画面では，関連のあるトピックを，「成人」「小児」「患者向け」情報に分類することもできます．

検索の結果，関連性が高いと判断された記事の順に「高齢者における転倒：危険因子および患者評価」「転倒：地域社会に暮らす高齢者への防止策」「小児における転落の防止」などが表示されました．ここでは，5 つめに表示された「転倒：介護施設および病院内での予防」という記事をみてみましょう．記事のページでは，一番上にタイトルが表示されており，タイトルの下にはこのトピックをまとめた専門家や編集者の名前，最新の更新日などが記載されています．左側の欄に目次，右側に本文が示されています（図 2-5）．

88002-130

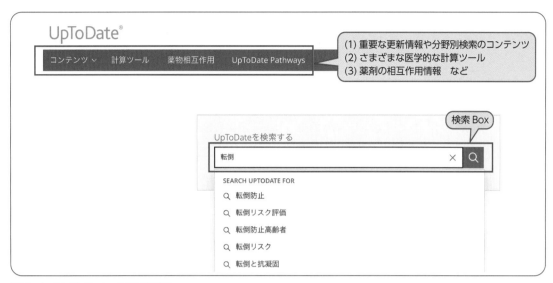

図 2-4　UpToDate の検索画面

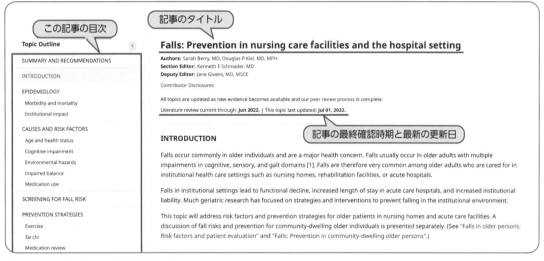

図 2-5　UpToDate の記事の構成

　記事の本文は，Introduction（導入），Epide-miology（疫学），Causes and Risk Factors（原因やリスク因子），Screening for Fall Risk（転倒リスクのスクリーニング），Prevention Strategies（予防戦略），Society Guideline Links（学会ガイドラインリンク），Summary and Recommendations（まとめと推奨），References（参考文献）で構成されます．

　まず Summary and Recommendations を読むことを勧めます．この項目は，目次には一番

初めに示されますが，右側の本文の中では最後に設けられています．記事全体の要約なので，トピック全体の概要を把握することが可能です．気になった箇所は各項目に移動して詳細を確認できます．

　「転倒：介護施設および病院内での予防」における Summary and Recommendations は，「それぞれの患者の転倒リスク因子に対応する多因子介入は効果的な戦略で，運動プログラム，環境の改善，投薬の見直しなどを含むべき

である．健康情報技術が，個々人に合わせた転倒予防策を提供するのに役立つかもしれない」とまとめられています．

Prevention Strategies には，運動，太極拳，投薬内容の見直し，行動変容，排泄介助，トイレの介入，履物への介入，患者教育，多目的な学際的アプローチ，ヒッププロテクター，ビタミン D，身体拘束とアラーム，などのさまざまな介入研究の結果が要約されて紹介されています．現時点では，それぞれの介入について「転倒予防効果が明らかではない」とまとめられています．

また，記載内容によっては，GRADE システム（第 5 章 **2** 参照）に基づくエビデンスの推奨度が表記されています．

記事の最後には，引用文献（References）がまとめられています．各引用文献の抄録が確認でき，さらに PubMed へのリンクまで用意されています（図 2-6）．

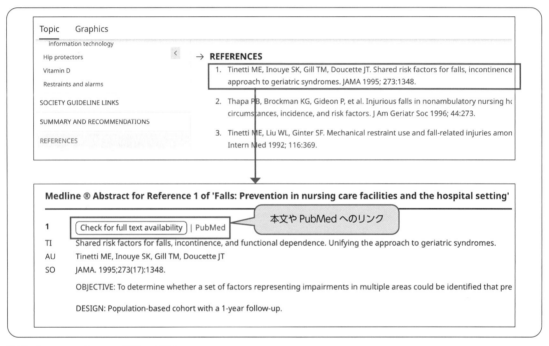

図 2-6　UpToDate の記事の引用

2）DynaMed

DynaMed（https://www.dynamed.com）は，各臨床上の疑問について 450 以上の医学系学術雑誌と 200 以上のガイドライン団体，医薬品情報などから情報を収集しています．医師を含むトレーニングを受けた専任編集チームによって作成された，28 の専門分野の臨床トピックに関する記事が収録されています[59]．更新頻度は毎日とされ，新たなエビデンスは迅速に記事に反映される努力がなされているのが特徴です[29]．

DynaMed の検索・利用方法を説明します．トップ画面で検索ボックスに検索したいキーワードを入力します．UpToDate 同様に記事自体は英語ですが，検索ボックスの左側で言語を指定することで日本語検索も可能です（翻訳がうまくいかない場合は英語検索にしてください）．UpToDate とは異なり，画面上部にあるタブから専門分野別，薬剤別などに検索するこ

とも可能です．　　　　　　　　　　　　（図 2-7）．

　では，図のように「転倒」と入力してみます

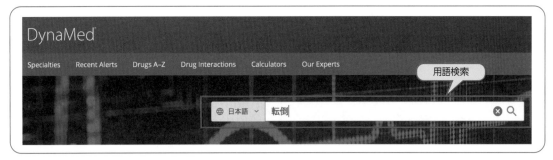

図 2-7　DynaMed の検索画面

　結果表示画面では，"Falls in Older Adults"（高齢者の転倒）という項目が一番上に表示されました（2023 年 9 月現在）．UpToDate と比較すると，「転倒」というキーワードで細分された記事は用意されておらず，2 つ目以降の記事は "Parkinson Disease"（パーキンソン病），"Stroke Rehabilitation in Adults"（成人における脳卒中リハビリ）となっています．

　Falls in Older Adults という記事の中身を見てみましょう（図 2-8）．

　一番上にタイトルが表示され，左側の欄に記事の目次，右側にはこのトピックをまとめた執筆担当者や査読者の名前，などが記載されています．

　記事の内容は，Overview and Recommendations（概要と推奨事項），General Information（一般情報），Risk Factors（リスク要因），Evaluation and Screening（評価とスクリーニング），Fall Prevention in Community-dwelling Older Adults（地域に住む高齢者の転倒予防），Fall Prevention in Institutional Settings（施設での

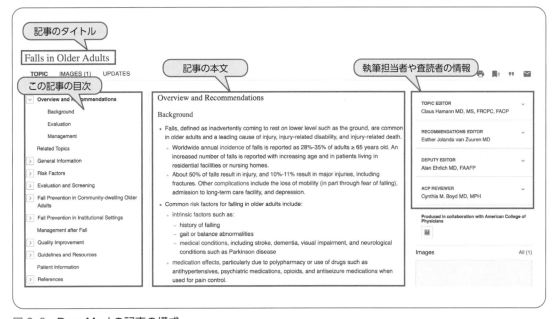

図 2-8　DynaMed の記事の構成

転倒予防)，Management after Fall（転倒後の管理)，Quality Improvement（質向上)，Guidelines and Resources（ガイドラインとリソース)，Patient Information（患者情報)，References（参考文献）で構成されています．

　各項目の中で，それぞれの介入について，短文のサマリーと主要な論文の結果が箇条書きで紹介されています（**図 2-9**)．例えば，Multifactorial interventions in hospitals（病院における多因子介入）では，「多因子介入は，転倒合計回数をわずかに減少させるかもしれないが，入院中に 1 回以上転倒を経験する高齢患者数は減少させない．ただしエビデンスは臨床的・統計的異質性によって限られる」と要約されています．その後に，この要約の元となった論文 3 本とそれぞれの研究結果が 1 文で要約されています．リンクから論文内容を確認できます．各論文には 3 段階のエビデンスレベルも記載されます．レベル 1 は「信頼性が高い：バイ

アスを最小限に抑えた質の高い研究結果」，レベル 2 は「中程度：レベル 1 を満たすような質に達しない研究結果」，レベル 3 は「直接性に欠ける：症例シリーズ，症例報告，専門家の意見，科学的調査から間接的に推定された結論など」です．

　DynaMed の記事内容は UpToDate とは異なり，質の高い重要な研究結果やガイドラインの推奨事項を要約し，箇条書きで簡潔に提示する形式です．一見すると相反する研究結果の報告が並べて記載されていることもあります．それら情報を取捨選択して解釈する役割は，利用者に委ねられています．編集者が原著論文からのエビデンスに解釈を加えて意見を提示することはほとんどありません．記事によっては Clinicians' Practice Point という記載があります．これは，確かなエビデンスがない場合に編集者の意見を提示するものです．

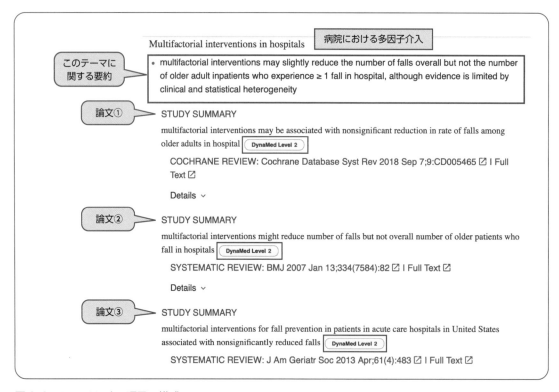

図 2-9　DynaMed の項目の構成

88002-130 | JCOPY

3）BMJ Best Practice

BMJ Best Practice（https://bestpractice.bmj.com/info）では，30 以上の専門分野における 1,600 人以上の専門家と編集者が協働して，さまざまな医学系学術雑誌や診療ガイドラインの吟味に基づいて記事執筆を行っています．各記事の内容は，少なくとも 2 名の専門家と運営側の臨床医によって査読されます[60]．特に安全性に影響を与える可能性のある医薬品情報に関しては 48 時間以内に反映されるように努力されています．また，500 以上のトピックに関して，患者選択の手助けとなるよう患者向けのリーフレットが用意されています[61]．

BMJ Best Practice の検索・利用方法を説明します．キーワード検索では日本語検索も可能です（翻訳がうまくいかない場合は英語で検索してください）．キーワード検索だけではなく，画面の中央の各種アイコンから専門分野別などの検索も可能です．

"fall"（転倒）で検索してみます（**図 2-10**）．

検索結果画面に移り，検索用語に関連するトピックスが一覧で表示されます．

検索の結果として，Assessment of falls in elderly（高齢者の転倒評価）が 1 番目，それ以降は Orthostatic hypotension（起立性低血圧），Benign paroxysmal positional vertigo（良性発作性頭位めまい症），Vascular dementia（脳血管性認知症）と続きました（2023 年 9 月現在）．

ここでは一番上の Assessment of falls in elderly を見てみましょう．一番上にタイトルが表示されており，タイトルの下にはこのトピックに関する項目が並んでいます（**図 2-11**）．本文は，OVERVIEW（概要），THEORY（理論），EMERGENCIES（緊急時対応），DIAGNOSIS（診断），RESOURCES（リソース）で構成されています．OVERVIEW の中の Summary（要約）には，主に転倒リスクを評価する重要

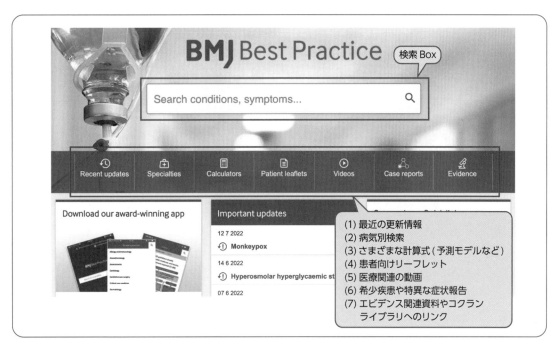

図 2-10　BMJ Best Practice の検索画面

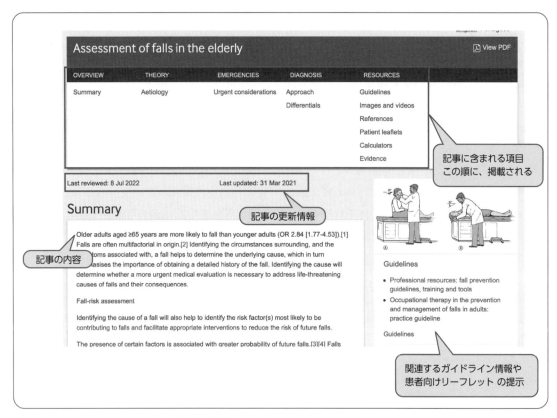

図 2-11　BMJ Best Practice の記事の構成

性とその評価方法，転倒予防戦略とその内容に関するエビデンスがまとめられています．UpToDate や DynaMed とは異なり，施設内における転倒については言及されていません．

4）診療ガイドライン

　日本では，**Minds ガイドラインライブラリ**に診療ガイドラインが無料公開されています．

　Minds ガイドラインライブラリでは，外部有識者で構成された診療ガイドライン選定部会による AGREE II を用いたガイドラインの評価（第5章 **2** 参照）が行われます．複数評価者のうち半数以上がガイドラインの使用を推奨した場合，質が担保されていると判断されます．作成者から著作権に関する承諾が得られれば，本文が Minds ガイドラインライブラリ上で公開されます．

　そのため，Minds での公開ステータスが，「本文公開中」または「本文公開交渉中」「本文公開画面作成中」であるものが，一定の質が担保されたガイドラインと言えるでしょう．このステータスは掲載ガイドラインの書誌情報の備考に記載されています．

　ガイドラインの検索は簡単です．Minds のトップページの検索ボックスから関連用語を用いた検索のほか，「検索条件を追加」から専門領域や疾患などのキーワードによる検索も可能です．

　Minds 以外では，本章で紹介した各国のガイドライン関連団体などのウェブサイトでもガイドラインの検索は可能です．また，各学術団体などが公表したガイドラインは論文検索エンジンである PubMed を使って検索可能です．

2　統合の要約からの情報収集

「統合の要約」として，**エビデンスに基づく論文要約雑誌**などがあります．

Evidence-Based Nursing 誌は，BMJ Publishing Group からウェブサイトが用意されており（図 2-12），掲載される記事の閲覧が可能です．また，PubMed などの論文検索エンジンでも各記事の検索が可能です．

トップページの右上の検索ボックスに用語を入力することで検索できます．その右側にある「詳細検索（Advanced search）」から，出版年やタイトルに含まれる用語指定などを用いた検索も可能です．

では，実際の記事の構成を見てみましょう（図 2-13）．構造化抄録という形式で，①要約記事のタイトル，著者名，書誌情報など，②論文が臨床と研究へ与える示唆，③研究背景の要約，④方法の要約，⑤結果の要約，⑥専門家による解説，という構成になっています．

このように，*Evidence-Based Nursing* 誌（https://ebn.bmj.com）では，研究内容について，専門家が解釈を加え，臨床でどれほど役に立てられるかについても言及される点が特徴的です．

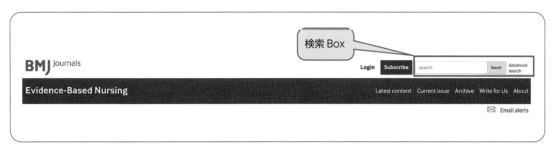

図 2-12　Evidence-based Nursing 誌の検索画面

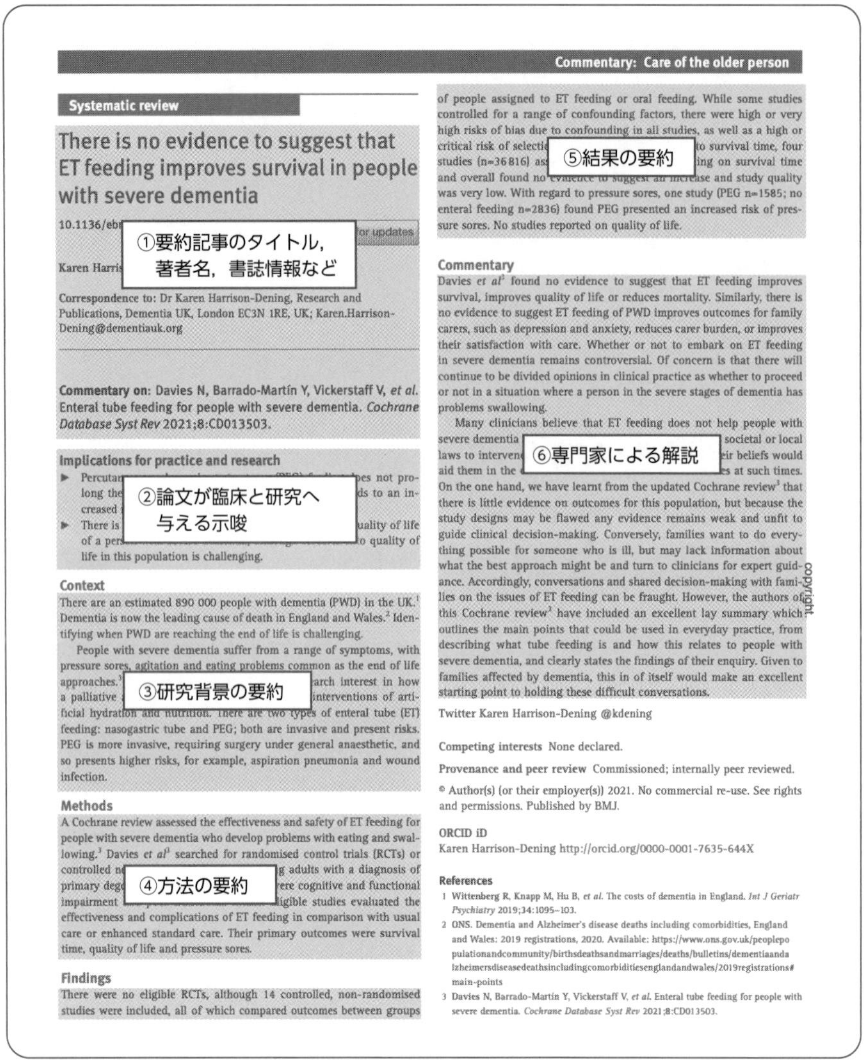

Systematic review

There is no evidence to suggest that ET feeding improves survival in people with severe dementia

10.1136/eb... for updates

①要約記事のタイトル，著者名，書誌情報など

Karen Harris...

Correspondence to: Dr Karen Harrison-Dening, Research and Publications, Dementia UK, London EC3N 1RE, UK; Karen.Harrison-Dening@dementiauk.org

Commentary on: Davies N, Barrado-Martín Y, Vickerstaff V, *et al*. Enteral tube feeding for people with severe dementia. *Cochrane Database Syst Rev* 2021;8:CD013503.

Implications for practice and research

► Percutan... (PEG) ... oes not prolong the ... ... ds to an increased ...

②論文が臨床と研究へ与える示唆

► There is ... ... uality of life of a per... ... no quality of life in this population is challenging.

Context

There are an estimated 890 000 people with dementia (PWD) in the UK.[1] Dementia is now the leading cause of death in England and Wales.[2] Identifying when PWD are reaching the end of life is challenging.

People with severe dementia suffer from a range of symptoms, with pressure sores, agitation and eating problems common as the end of life approaches.[3] ... ... arch interest in how a palliative ... ... interventions of artificial hydration and nutrition. There are two types of enteral tube (ET) feeding: nasogastric tube and PEG; both are invasive and present risks. PEG is more invasive, requiring surgery under general anaesthetic, and so presents higher risks, for example, aspiration pneumonia and wound infection.

③研究背景の要約

Methods

A Cochrane review assessed the effectiveness and safety of ET feeding for people with severe dementia who develop problems with eating and swallowing.[3] Davies *et al*[3] searched for randomised control trials (RCTs) or controlled n... ... g adults with a diagnosis of primary deg... ... ere cognitive and functional impairment ... ... ligible studies evaluated the effectiveness and complications of ET feeding in comparison with usual care or enhanced standard care. Their primary outcomes were survival time, quality of life and pressure sores.

④方法の要約

Findings

There were no eligible RCTs, although 14 controlled, non-randomised studies were included, all of which compared outcomes between groups of people assigned to ET feeding or oral feeding. While some studies controlled for a range of confounding factors, there were high or very high risks of bias due to confounding in all studies, as well as a high or critical risk of selectio... ... to survival time, four studies (n=36 816) ass... ... ing on survival time and overall found no evidence to suggest an increase and study quality was very low. With regard to pressure sores, one study (PEG n=1585; no enteral feeding n=2836) found PEG presented an increased risk of pressure sores. No studies reported on quality of life.

⑤結果の要約

Commentary

Davies *et al*[3] found no evidence to suggest that ET feeding improves survival, improves quality of life or reduces mortality. Similarly, there is no evidence to suggest ET feeding of PWD improves outcomes for family carers, such as depression and anxiety, reduces carer burden, or improves their satisfaction with care. Whether or not to embark on ET feeding in severe dementia remains controversial. Of concern is that there will continue to be divided opinions in clinical practice as whether to proceed or not in a situation where a person in the severe stages of dementia has problems swallowing.

Many clinicians believe that ET feeding does not help people with severe dementia ... ... societal or local laws to interven... ... eir beliefs would aid them in the ... ... es at such times.

⑥専門家による解説

On the one hand, we have learnt from the updated Cochrane review[3] that there is little evidence on outcomes for this population, but because the study designs may be flawed any evidence remains weak and unfit to guide clinical decision-making. Conversely, families want to do everything possible for someone who is ill, but may lack information about what the best approach might be and turn to clinicians for expert guidance. Accordingly, conversations and shared decision-making with families on the issues of ET feeding can be fraught. However, the authors of this Cochrane review[3] have included an excellent lay summary which outlines the main points that could be used in everyday practice, from describing what tube feeding is and how this relates to people with severe dementia, and clearly states the findings of their enquiry. Given to families affected by dementia, this in of itself would make an excellent starting point to holding these difficult conversations.

Twitter Karen Harrison-Dening @kdening

Competing interests None declared.

Provenance and peer review Commissioned; internally peer reviewed.

ORCID iD
Karen Harrison-Dening http://orcid.org/0000-0001-7635-644X

References

1 Wittenberg R, Knapp M, Hu B, *et al*. The costs of dementia in England. *Int J Geriatr Psychiatry* 2019;34:1095–103.
2 ONS. Dementia and Alzheimer's disease deaths including comorbidities, England and Wales: 2019 registrations, 2020. Available: https://www.ons.gov.uk/peoplepopulationandcommunity/birthsdeathsandmarriages/deaths/bulletins/dementiaandalzheimersdiseasedeathsincludingcomorbiditiesenglandandwales/2019registrations#main-points
3 Davies N, Barrado-Martín Y, Vickerstaff V, *et al*. Enteral tube feeding for people with severe dementia. *Cochrane Database Syst Rev* 2021;8:CD013503.

図 2-13　Evidence-Based Nursing 誌に掲載される記事の構成

3 統合からの情報収集

「統合」の代表例として，**コクランライブラリ**が挙げられます．

コクランから発表されたシステマティックレビューはコクランのウェブサイトのデータベース，または PubMed などの論文検索エンジンから検索可能です．

ここではコクランのウェブサイトからの検索方法を解説します．コクランのウェブサイトの

トップページ（https://www.cochrane.org/ja/evidence）から，コクランライブラリに移動します（**図 2-14**）．コクランのトップページは，上段から日本語翻訳版への変更も可能です．

コクランライブラリでは，上部のタブの"Cochrane Reviews"から，"Search Reviews（CDSR）"を選択します（**図 2-15**）．

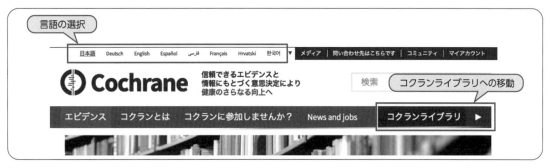

図 2-14　コクランのトップページ

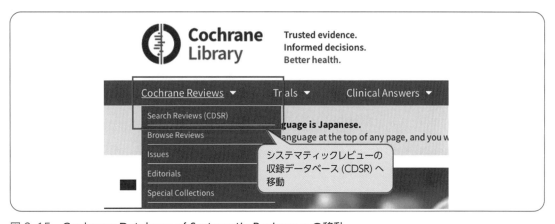

図 2-15　Cochrane Database of Systematic Reviews への移動

システマティックレビューのデータベースである **Cochrane Database of Systematic Reviews（CDSR）** のページでは，2023 年 9 月現在 9,000 以上のレビューが一覧になっています．左側のタブでは，Date（公表日），Review type（レビューのタイプ）などが示されています（**図 2-16**）．レビューの一覧から探すだけ

ではなく，ページ右上の検索ボックスからキーワードを用いた検索も可能です．また，より詳細な検索（Advanced search）や PI（E）CO を用いた検索も可能です．検索は無料で誰でもアクセスできますが，文献内容の閲覧やダウンロードには購読契約が必要となります．

ページ右側上部のタブから，コクランによる

システマティックレビューの翻訳版を日本語に変更することも可能です（抄録のみ翻訳されています）．コクランのトップページとは異なり，コクランライブラリのウェブサイト自体を日本語版に変更することはできません．2023年9月現在，コクランのシステマティックレビューのうち，2,651編（29.1%）が日本語に翻訳されています．

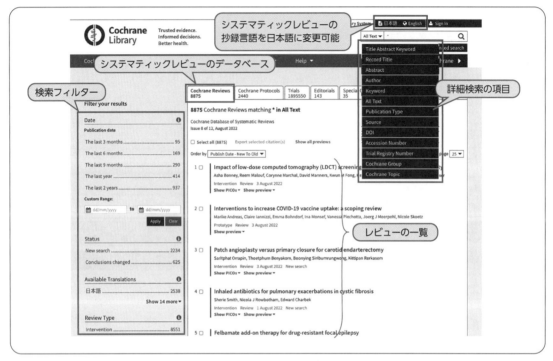

図 2-16　Cochrane Database of Systematic Reviews の構成

より深く学ぶための ワンポイント

コクランライブラリの収録コンテンツ

　コクランライブラリは，Cochrane Database of Systematic Reviews（CDSR）の他にも，以下のようなさまざまな情報源にアクセスすることが可能です．

1. Cochrane Protocols

　システマティックレビューの作成前に著者が用意する計画書（取り上げる臨床上の疑問，研究データの収集方法，分析方法など）のデータベースです．2023年9月現在2,402件のプロトコルが公開されています．

2. Cochrane Central Register of Controlled Trials（CENTRAL）

　ランダム化比較試験を中心とした原著論文の情報を集めたデータベースです．文献の本文は含みません．システマティックレビューを実施する研究者が文献調査に用います．月に一度更新され，2023年9月現在で約205万件が収録されています．

3. Editorials

　エビデンスに関わる特定の話題について，コクランのレビューや，他の医学雑誌に掲載された文献を紹介する総説的な記事のデータベースです．

88002-130 JCOPY

4. Special Collections

特定の話題についてコクランのレビューをまとめた特集記事です．

5. Cochrane Clinical Answers

臨床的に必要性の高い疑問に対するレビュー（過去 5 年以内）の中から質の高いエビデンスを，臨床現場で利用しやすいように専任編集者が簡潔にまとめて記事にしたものです．有料契約しないと閲覧ができません．2023 年 9 月現在，約 3,470 件が収録されています．

6. Epistemonikos

コクラン以外から公表されたシステマティックレビューを網羅的に検索できる文献データベースです．文献の本文は含みません．レビューに採用された研究文献の書誌データも登録されています．2022 年 8 月現在，約 43 万件の文献情報が収録されています．

4 PubMed による個々の研究の情報収集

よく用いられる基本的な PubMed の検索方法について解説します．より詳細な機能については，姉妹書『膨大な医学論文から最適な情報に最短でたどり着くテクニック』を参照してください．

1）PubMed の簡易検索と検索結果画面

PubMed のトップページでは，検索ボックスにキーワード（英語）を打ち込むことで関連論文を検索することができます．そのほか，詳細な検索に必要な各種ページへのリンクが表示されます（**図 2-17**）．

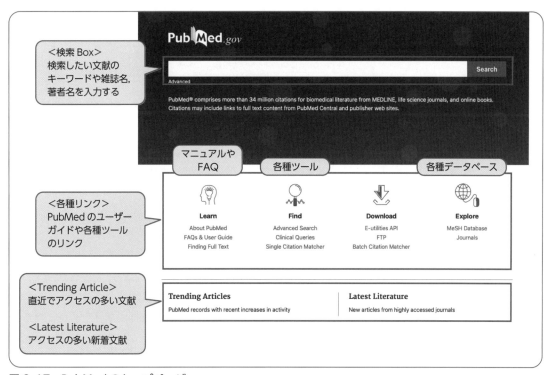

図 2-17 PubMed のトップページ

ここでは本章 **1** の「PI（E）CO を用いた疑問の定式化」で取り上げた事例をもとに検索してみましょう.

> 疑問の型：「治療介入/予防
> 　　　　　　（Treatment/Prevention）」
> 　P：成人・高齢者の入院患者
> 　I：エビデンスに基づく褥瘡予防プロトコ
> 　　　ルの利用
> 　C：体位変換などの通常ケア
> 　O：入院中の褥瘡発生

　"pressure ulcer"（褥瘡）と入力して検索すると，20,145 件がヒットしました（以降の検索結果は 2023 年 9 月現在）（**図 2-18**）.

　"pressure ulcer" と入力することで予測表示された "pressure ulcer prevention" で検索す

ると，8,610 件がヒットしました. これほど大量の文献をすべて確認するのは困難です. このような一般的なインターネット検索と同じ方法は推奨されません[62]. 次項以降で説明する，**MeSH Term** を用いた検索，演算子による組み合わせ検索，フィルターによる絞り込み検索を駆使することによって，詳細で効率的な検索が可能です.

　なお，検索結果画面では，左側に各種 filter 機能，右側に Hit した文献情報が羅列されます. 文献ごとに，題名，著者，書誌情報（雑誌名，出版年度や巻号，ページ，DOI，PMID），抄録の一部がそれぞれ表示されます. **DOI** とは Digital Object Identifier の略であり，ウェブ・コンテンツに恒久的に与えられる識別子です. **PMID** とは PubMed に収載された各文献に与えられる文献の識別コードです.

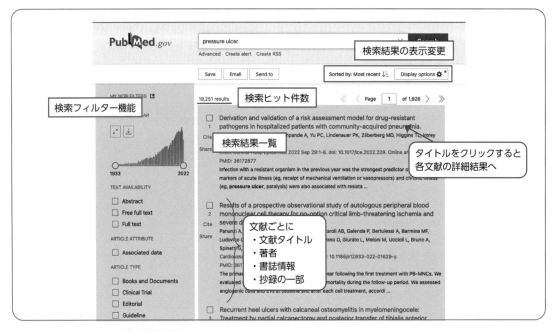

図 2-18　PubMed の検索結果画面

2）MeSH Term を用いた検索

　MeSH（Medical Subject Headings）とは，PubMed を管理する米国国立医学図書館（NLM）が作成する医学用語のシソーラスで

す. シソーラスとは，同じ意味を持つさまざまな専門用語を 1 つの概念（意味）にまとめた用語集です.

　例えば，褥瘡は "pressure ulcer" の他にも

88002-130 JCOPY

"bedsore"，"pressure sore"，"decubitus ulcer"，"pressure injury" など多くの用語が存在します．MeSH Term を用いると，これらの用語が一括して検索されます．

PubMed のトップページの各種リンクの中から MeSH Database に移動します．"pressure ulcer" で検索したところ，MeSH Term に該当する "Pressure Ulcer" がヒットしました（**図 2-19**）．

図 2-19 の①では，この MeSH Term の意味が説明されます．ここでは，「ベッドに横たわるなど，長時間同じ姿勢でいるときに，皮膚や組織が長時間圧迫されることによって起こる潰瘍のこと．持続的かつ一定の圧力で虚血を起こ

す部位として，身体の骨突出部が最も多い」と説明されています．

図 2-19 の②には，MeSH Term と組み合わせて利用可能な Subheadings（副表題）のリストが表示されます．Subheadings には，diagnosis（診断）や therapy（治療）など，MeSH Term と密接に関連するキーワードが並びます．その主題をどのような側面で扱っているか限定する役割を持ちます．例えば，ここで therapy（治療）にチェックを入れれば「褥瘡の治療」に関する文献を検索できます．

MeSH と組み合わせることで，より自分の興味にあった論文を探すことが可能となります．

図 2-19 の ③ に は，Subheadings の 下 に，

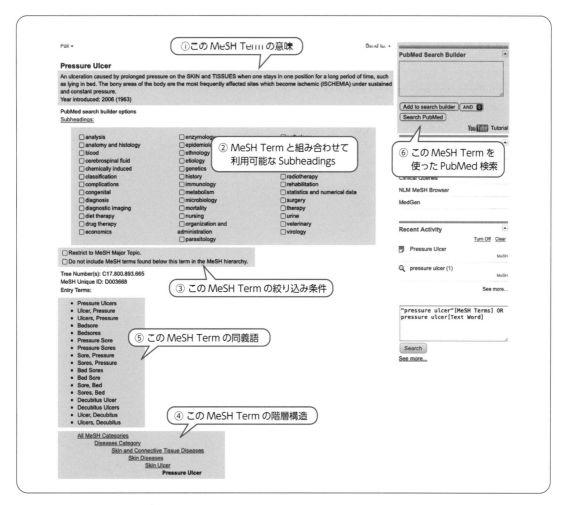

図 2-19　MeSH Term の表示画面

MeSH Term の絞り込みの条件指定が行える
チェックボックスが2つあります．MeSH
Term は，文献につき約5〜20用語が付与さ
れ，その中でも論文の中心的なテーマを表す
キーワードは Major Topic とよばれます．
"Restrict to MeSH Major Topic."（MeSH Ma-
jor Topic に限定する）にチェックを入れると，
Major Topic が付与された論文に限定して検索
することが可能です．

　"Do not include MeSH terms found below
this term in the MeSH hierarchy."（MeSH 階
層でこの用語より下にある MeSH 用語を含め
ない）にチェックを入れると，MeSH Term の
階層構造の中で下位に存在する MeSH Term

を含めずに検索することが可能です．

　図 2-19 の④には，MeSH Term の階層構造
が示されます．"Pressure Ulcer" は，"Skin
and Connective Tissue Diseases"（皮膚・結合
組織の疾患）>"Skin disease"（皮膚疾患）>
"Skin Ulcer"（皮膚潰瘍）の下位に存在するこ
と，"Pressure Ulcer" より下位の概念は存在
しないことがわかります．

　図 2-19 の⑤には，"Entry Terms" という
リストがあります．"Pressure Ulcer" という
MeSH term で検索すると，"Pressure Ulcer"
以外にも "Bedsore"，"Pressure Sore"，"De-
cubitus Ulcer" などさまざまな同義語を用いて
検索されることを示しています．

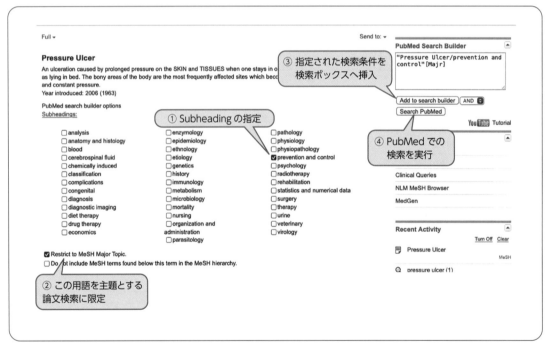

図 2-20　MeSH Term の検索指定方法と検索実施

　図 2-20 は，MeSH Term の検索指定方法と
検索実施を示します．入院患者の褥瘡防止に関
する文献の検索を行うため，Subheadings とし
て "prevention and control"（予防と管理）に
チェックを入れます（図 2-20 の①）．褥瘡予
防を主題にしている論文に限定するため，"Re-

strict to MeSH Major Topic." にもチェックを
入れます（図 2-20 の②）．右上の "Add to search
builder" をクリックすると，PubMed Search
Builder の検索ボックスに検索条件が挿入され
ます（図 2-20 の③）．"Search PubMed" をク
リックし，検索を実行します（図 2-20 の④）．

MeSH Term を用いた検索には利点と欠点が存在します．

利点としては，①同義語を含めた漏れのない「意味」による検索ができること，②テーマに沿った検索ができること，③Subheadings などを組み合わせることによる細かな検索ができることが挙げられます．

欠点としては，各論文の MeSH は MEDLINE のスタッフが論文の内容を確認して索引付け作業が行われるため，①最新論文は検索から漏れてしまう（MeSH Term がまだ付与され

ていない）こと，②MeSH を付与するルールが明らかでなく，まれに付与ミスが起こること，③MeSH Term に存在しないような新しい概念を扱った論文は検索できないことが挙げられます．

3）演算子による組み合わせ検索

MeSH Term の検討に引き続き，演算子を用いた組み合わせ検索を実施します．

まず，PI（E）CO に合わせて，検索用語を表にまとめて列挙・整理します（**図 2-21**）．

解決したい課題	入院患者に対するエビデンスに基づいた褥瘡予防の取り組みに予防効果があるのか？実践導入できるか？	
PICO の枠組み	**用語**	**PubMed での検索用語 (MeSH) の候補**
P	成人・高齢者の入院患者	"Inpatients"[Mesh] OR "Hospitalization"[Mesh] OR "Health Facilities"[Mesh]
		AND
I (E)	エビデンスに基づく褥瘡予防プロトコルの利用	"Evidence-Based Practice"[Mesh] OR "Clinical Protocols"[Mesh] OR "Patient Care Bundles"[Mesh] OR "Patient Care Team"[Mesh]
		AND
C	体位変換などの通常ケア	－
		AND
O	入院中の褥瘡発生	"Pressure Ulcer/prevention and control"[Majr]

図 2-21　PI (E) CO を用いた課題整理と検索用語の検討

これら複数の検索用語について，それぞれ1つずつ PubMed で検索を行っていきます．すべての検索候補の用語で検索を終えたら，検索ボックスの左下にある "Advanced" をクリックして，PubMed Advanced Search Builder のページに移動します．これまでの検索履歴が示されています（図 2-22）．検索履歴は，同じ端末のブラウザに8時間保存されます．

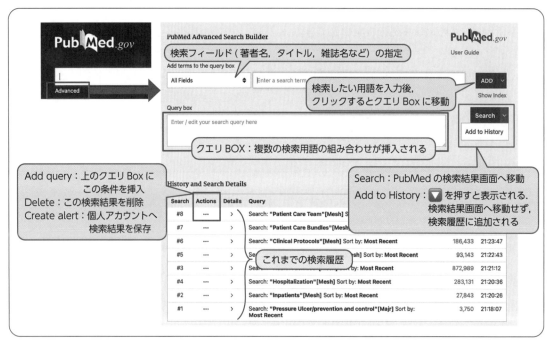

図 2-22　詳細検索画面

検索用語の2つ以上をすべて含む論文を検索する場合は "AND" を用います．どれか1つでも含む論文を検索したい場合は "OR" で結びます．このように**理論演算**を用いて複数用語を組み合わせた検索式を作成していきます（図 2-23）．そして，PI（E）CO それぞれの項目を "AND" で結びます（図 2-24）．

最終的な検索用語は**図 2-25** のようになりました．その結果，検索結果は 138 件となりました．

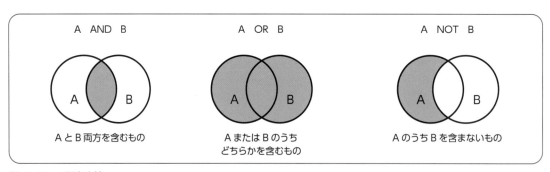

図 2-23　理論演算

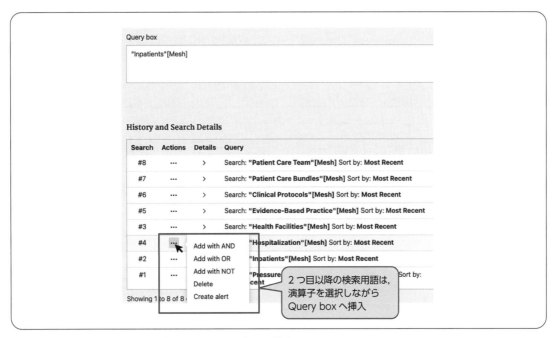

図 2-24　詳細検索画面での演算子による組み合わせ検索

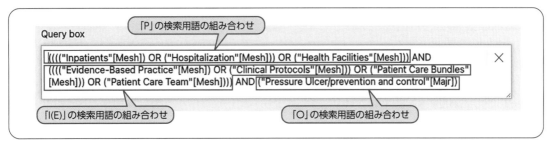

図 2-25　用語の組み合わせによる検索式

> ### より深く学ぶための ワンポイント
>
> ## 検索方法のコツ
>
> 　システマティックレビューにおいて既存の論文を網羅的に検索する際には，PI（E）CO のうち，P と I のキーワードのみでの検索が推奨されています [63]．PI（E）CO の 4 つの要素すべてを用いて AND 検索すると，文献の取りこぼしが多いからです [64]．検索後のヒット件数が少ない場合は，PI（E）CO のうちいくつかの要素のみに絞って検索してもいいでしょう．
>
> 　システマティックレビューでは，MEDLINE（PubMed），EMBASE，CENTRAL など，複数のデータベース検索が必須とされます [65]．それぞれのデータベースでカバーされる学術雑誌は異なるためです．しかし，ある調査では，これら 3 つのデータベースを利用した文献検索で関連文献を発見できる割合は 88.9 ％であり，さらに 10 の文献検索データベースを追加しても 90.9 ％にしか増加しないことが確認されました [66]．

4）フィルターによる絞り込み検索

検索結果にフィルター（additional filter）を追加することで，さらに条件を絞った検索が可能です．例えば，診療ガイドラインやシステマティックレビューに絞った検索や，ランダム化比較試験（RCT）などの研究デザイン別の検索，出版年度を限定した検索の絞り込みが可能です（図2-26）．

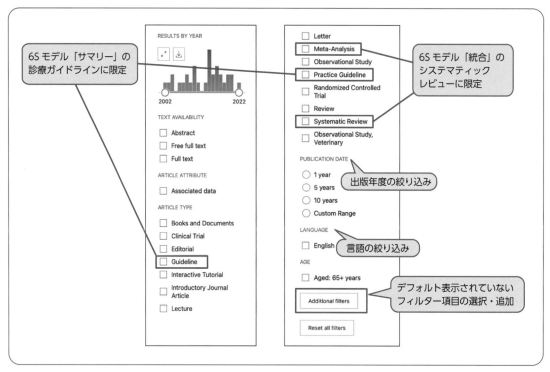

図 2-26　フィルターによる絞り込み

今回の検索結果に，6Sモデルのサマリーに該当する"Practice Guideline"と"Guideline"，統合に該当する"Meta-Analysis"と"Systematic Review"にチェックを入れて絞り込みを行うと，3件に絞られました．

文献検索の方法に正解を求めることは困難です．間違いや不十分は起こりえます．多くの医療従事者は効率的な文献検索に慣れておらず，検索結果が少なすぎたり多すぎたりすることが指摘されています[1]．そして，何百，何千とヒットした文献のうち，最初の数画面しか確認せず終えてしまうのが実態です．

予想よりも文献が多い場合には，①MeSH Termではないフリーターム検索を減らす，②MeSH Term に対応する Subheadings の利用を追加する，③各検索用語を MeSH Major Topic に限定する，④Additional filter を増やす，などを検討すべきです．予想よりも文献が少ない場合は，①MeSH Major Topic に限定しない，②検索された中で目ぼしい文献に付与されている MeSH Term を参考にするなど検索用語の再検討を行う，③ヒットした文献の関連文献を見る，などを検討すればよいでしょう．

最も重要なことは，検索ばかりに時間を取られず，まずは重要そうな文献から読み始めることです．重要そうな文献とは，二次資料に該当する情報や，**世界五大医学雑誌**を含めた一流誌に掲載された論文で出版年度の新しいものです．

88002-130 **JCOPY**

より深く学ぶための **ワンポイント**

インパクトファクターを用いた文献の絞り込み

　PubMed Impact Factor とは，学術雑誌に付与される**インパクトファクター（impact factor）**という評価指標を利用して論文の絞り込み検索を行う機能です．この機能は Google Chrome の拡張機能であり，無料で使用できます．Google Chrome のウェブストアから，PubMed Impact Factor を Chrome に追加します．Chrome を用いて PubMed 検索を行うことにより自動的に利用できます．

　インパクトファクターの値で絞り込みを行うか，JCR Quartiles というインパクトファクターに基づく専門分野ごとのランキング付けを利用して絞り込みを行います．今回の検索に用いた例でヒットした 138件について，JCR Quartiles で上位 25 ％以内に順位付けされている雑誌に絞った結果，20 件となりました（図 2-27）．

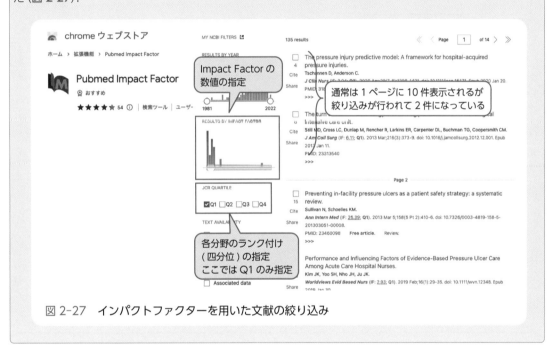

図 2-27　インパクトファクターを用いた文献の絞り込み

5）PudMed Single Citation Matcher

　PubMed Single Citation Matcher は，雑誌の名前，公表年度，巻号，最初のページ数，著者数，題名（および題名に含まれる word）の組み合わせで論文を検索するツールです．Medline（PubMed）トップページのリンクから移動できます．左記のすべての情報がなくても，雑誌名，年度，ページ数だけでもわかれば特定の文献の検索が可能です（図 2-28）．

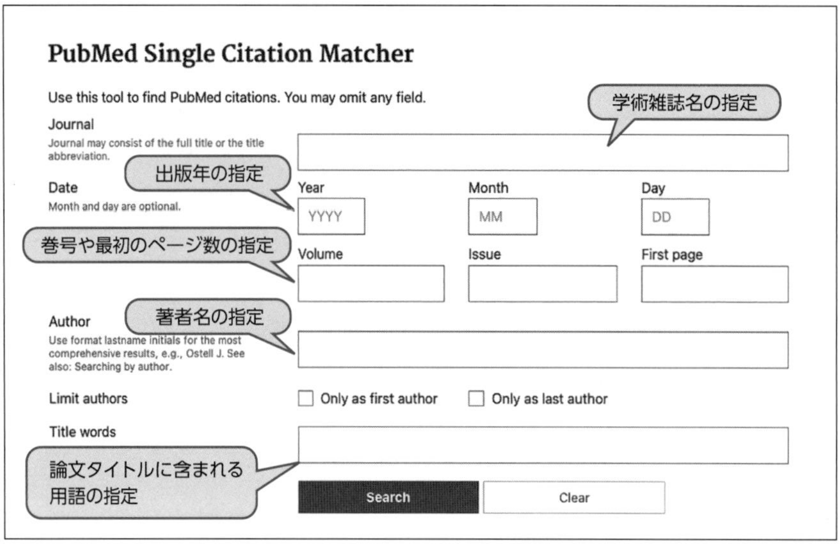

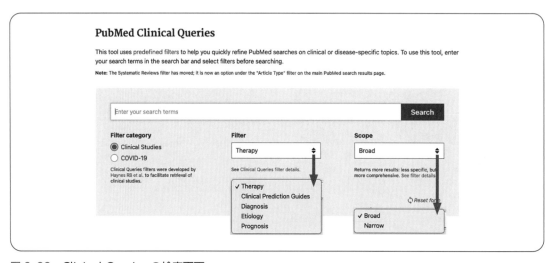

図 2-28　PudMed Single Citation Matcher の検索画面

6）Clinical Queries

　Clinical Queries は，PubMed が用意している論文検索条件を使って，比較的確かそうな文献を短時間で検索する機能です．トップページのリンクから移動できます．興味のあるキーワードを入力し，Filter（疑問の型），Scope（検索範囲）の2つを指定するだけで検索可能です（**図 2-29**）．

　Filter には，Therapy（治療），Clinical Pre-diction Guides（臨床予測ガイド），Diagnosis（診断），Etiology（病因），Prognosis（予後）があります．Scope として，Broad（幅広い検索）または Narrow（限定的な検索）を指定できます．自動的に条件が指定されて検索を行うため，検索結果は絞られます．必ずしも自分の興味にある文献がすべてヒットするとは限りませんが，短時間で調べたい時や，詳細検索の参考とする時に有用です．

図 2-29　Clinical Queries の検索画面

88002-130 JCOPY

より深く学ぶための ワンポイント

インパクトファクターとは？

　インパクトファクター（impact factor: IF）とは，学術雑誌の相対的な影響力を図る指標の 1 つです．Web of Science というオンライン学術データベースに収載される学術雑誌に対して，毎年 Clarivate Analytics 社が Journal Citation Reports（JCR）で各雑誌の IF を発表します．過去 2 年間にその学術雑誌に掲載された論文が引用された平均値で表され，正確には以下のように算出されます[67]．

$$IF = A/B$$

A＝過去 2 年間（例：2019 ～ 2020 年）にその雑誌に掲載された論文が，
　　直近 1 年間（例：2021 年）に引用された回数
B ＝過去 2 年間（例：2019 ～ 2020 年）にその雑誌に掲載された論文の総数

　世間的には，IF が高いほど良い学術雑誌であるという評価を受ける傾向にあります．しかし，IF にはさまざまな批判や注意点があります．まず，IF は雑誌全体に対する評価であり，掲載された個々の論文やその著者の評価には適しません．次に，研究分野が異なる学術雑誌の比較には適しません[68]．なぜなら，臨床や研究に関わる人数が多いメジャーな領域の雑誌は IF が高くなる傾向にあります．例えば，循環器系の学術雑誌 143 誌の中で 1 位に位置する *Nature Reviews Cardiology* の IF（2021）は 49.4 であり，32 位に位置する *Heart* という雑誌でも 7.37 もあります．それに対して，看護領域の学術雑誌 125 誌の中で 1 位の *The International Journal of Nursing Studies* の IF（2021）は 6.6，リハビリテーション分野の学術雑誌 73 誌の中で 1 位の *Disability and Health Journal* の IF（2021）は 4.61 です．

　また，直近 3 年間の論文の掲載数や引用回数を反映するため[68]，流行に乗った論文を掲載する雑誌の IF は高くなる傾向にあります．実際に，多くの雑誌で，2021 年に新型コロナウイルス関連の論文が多数公表された影響と思われる IF の急激な上昇が認められました（表 2-7）．

　IF は同じ研究分野の学術雑誌同士を比較するにはある程度役に立ちますが，単純に IF が高いか低いかということに振り回されないことが重要です．

表 2-7　世界五大医学雑誌の IF の推移（2019～2022）

雑誌名	2019 年	2020 年	2021 年	2022 年
Lancet	60.4	79.3	202.7	168.9
The New England Journal of Medicine	74.7	91.3	176.1	158.5
JAMA	45.5	56.3	157.3	120.7
BMJ	30.3	39.9	93.5	105.7
Annals of Internal Medicine	21.3	25.4	51.6	39.2

Google Scholar（https://scholar.google.com）は学術論文専用の検索ページです．PubMed のような複雑な検索機能は持ち合わせておらず，通常のインターネット検索のように，検索ボックスにキーワードを入力して検索します．一般的なインターネット検索エンジンで利用され

る，AND 検索（複数キーワードをスペースで区切って羅列する），NOT 検索（キーワード間に－（マイナス）を入力），OR 検索（OR という文字をキーワード間に入力）は利用可能です．ここでは，"evidence based nursing" という用語で検索してみましょう（**図 2-30**）．

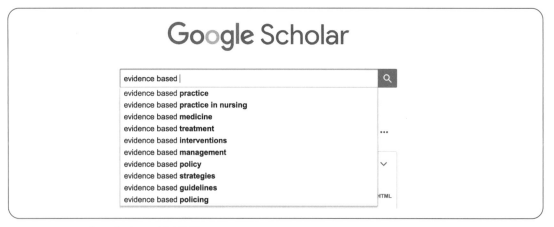

図 2-30　Google Scholar の検索画面

検索結果画面では，ヒットした文献情報の一覧が確認できます（**図 2-31**）．

Google の検索アルゴリズムで検索キーワードと関連度が高いと判断された文献，引用回数の多い文献の順にリストアップされます[69]．各文献に，タイトル（または書籍名），書誌情報（著者，雑誌名，出版年），抄録の一部，各種リンクが提示されます．無料で閲覧できる文献に関しては，文献情報の右側に表示されるリンク（[PDF] などの表示）から文献にアクセスすることが可能です．画面左端のフィルター機能（期間，言語，論文の種類など）でさらに絞り込むことも可能ですが，PubMed に比べると機

能は少ないことがわかります．

Google Scholar は，簡単に素早く検索可能で，PubMed に含まれないような文献も検索可能です．しかし，関連性の低い文献も多く含まれてしまい，検索精度は低いとされます[70]．従来の文献データベースと比較して関連する論文を見つけるために約 20 倍の文献をチェックしなければならないとも言われます[71]．実際に，同日同時間に PubMed と Google Scholar で "evidence based nursing" で検索した結果，PubMed では約 3 万 9,000 件，Google Scholar は約 135 万件となりました．

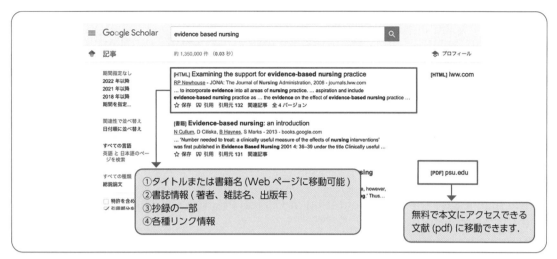

図 2-31　Google Scholar の検索結果画面

Column⑤

文献検索エンジンは今や，聴診器と同じくらい必要不可欠!?

　世界五大医学雑誌の 1 つである *BMJ* に，"Evidence based medicine and the medical curriculum." という論説が 2008 年に掲載されました．論者は，医学文献検索エンジンは今や聴診器と同じくらい必要不可欠，と説きました[72]．臨床に関連する質の高い原著論文を素早く確実に見つけ出すスキルは，聴診器を使うスキル同様に不可欠とのことです．

　また，適切な情報を収集するスキルが教育課程で十分に教育されていないことも，当時から指摘されていました．文献検索エンジンなどが整備され，それらにアクセスできる環境が整っても，それらを適切に使いこなすスキルがなければ，EBM/N 実践にはつながりません．

　エビデンスに基づく電子教科書（UpToDate, DynaMed, BMJ Best Practice など）は，最新の信頼できる情報の提供を通してヘルスケアを改善することをミッションの 1 つとしています．これらのサービスの提供者は，2011 年の東日本大震災の際に日本国内からのすべてのアクセスを無料開放し，混乱期にあった日本において医療情報へのアクセス格差が解消されるよう支援しました[73]．さらにCOVID-19 のパンデミック以降，関連する情報は全世界の人々が無料でアクセス可能となっています．しかし，このような情報提供の存在をどれだけの人々が認識して利用したでしょうか？　また，これらのリソースにアクセスするだけでは，臨床のケアやアウトカム改善につながらないことも調査によって明らかになっています[74]．

Minds ガイドラインライブラリ (https://minds.jcqhc.or.jp)

Minds は，日本における質の高い診療ガイドラインの普及を目的として，日本医療機能評価機構内に設置されています．Minds がガイドラインを作成しているわけではなく，公的機関もしくは学術団体から発行されたガイドラインの内容のスクリーニングと質の評価を行い，ライブラリへの登録と公開をおこなっています．会員登録をしなくても各団体が作成した診療ガイドラインの閲覧や情報へのリンクを見つけることができます (本章 **3** 参照)．

The Alliance for the Implementation of Clinical Practice Guidelines (AiCPG) (https://aicpg.org)

米国医療研究・品質調査機構 (The Agency for Healthcare Research and Quality, AHRQ) の National Guideline Clearinghouse（NGC）が 2018 年に国家予算削減によって廃止されたことを受け，診療ガイドラインの作成活動を継続するために設立された非営利団体です．過去のガイドラインがアーカイブされています．2020 年から新たなガイドライン作成と公開を行う予定でしたが，2023 年 9 月現在新しいガイドラインは追加されていません．

国立医療技術評価機構（National Institute for Health and Clinical Excellence, NICE) (https://www.nice.org.uk)

NICE はイギリスの保健省 (Department of Health and Social Care) 管轄下の非政府部門公共機関です．イギリスでは，国の医療政策として医療の質向上を目的とした診療ガイドラインの作成と公表が行われており，医療者や患者の意思決定に大きな影響を与えています．NICE のガイドラインは，ガイダンス"Guidance"と表現されます．看護師向けのガイドラインも多数存在します．ガイドライン作成過程は原則公開されており，専門家のみでなく患者や一般市民の参画も進められています．イギリス国外からのアクセスも無料です．

<看護師も利用可能なガイドラインの一例>

「治療介入」に関するトピック
・がん患者に対する支持療法と緩和ケアの改善
・入院患者の悪化を警告する早期警告システム
・入院中の小児・若年者に対する静脈内輸液療法
・入院中の成人における静脈内輸液療法
・入院中の急性期成人患者：悪化の認識と対応
・成人の栄養サポート：経口栄養補給，経腸栄養補給，非経口栄養補給

「予防」に関するトピック
・褥瘡：予防と管理
・せん妄：予防，診断，管理
・手術部位感染

「病因/リスク」や「予後」に関するトピック
・16 歳以上の静脈血栓塞栓症：院内発症の深部静脈血栓症または肺塞栓症のリスク軽減

「予測」や「診断」に関するトピック
・高齢者の転倒：リスク評価と予防
・認知症：認知症の人とその介護者のための評価，管理，支援

その他看護師に関連するトピック (患者管理など)
・精神科入院から地域や介護施設への移行
・産科医療施設における安全な助産師の人材配置
・急性期病院の成人入院病棟における看護師の安全な人材配置
・ケアホームにおける口腔衛生
・ケアホームにおける薬物管理
・在宅ケア：自宅で生活する高齢者へのパーソナルケアと実用的なサポートの提供

88002-130 JCOPY

The Guidelines International Network(G-I-N)(https://g-i-n.net)

G-I-N は診療ガイドラインに関する国際的なネットワークであり，ガイドラインの作成・適用・活用を行なう組織です．国際ガイドラインライブラリとレジストリがあり，定期的に更新されます．2021 年 4 月現在，世界各国の約 3,000 の診療ガイドラインが閲覧可能ですが，ガイドラインの詳しい内容は有料会員にならないと見ることができません．

章末資料 2 看護師を対象とする診療ガイドラインの主な発行元

オンタリオ州看護師協会（Registered Nurse's Association of Ontario, RNAO）(https://rnao.ca)

RNAO はカナダ・オンタリオ州を代表する看護師の職業団体です．Best Practice Guidelines Program という看護およびヘルスケアに関する 50 以上のガイドライン作成と公開を行っています．ホームページの "Best Practice Guidelines" から検索して無料でアクセス可能です．各ガイドラインは 3 年ごとに全面的な見直しを行い，必要に応じ改訂されています．

＜主なガイドライン＞

「治療介入」に関するトピック
- 周産期うつのアセスメントと介入
- 高齢者におけるぜん妄，認知症，うつ病
- 小児の喘息コントロール
- バスキュラーアクセスの挿入と管理
- 人生の最終段階（終末期）12 ヶ月の緩和的アプローチ

「予防」に関するトピック
- 安全性の促進：拘束具の使用に対する代替アプローチ
- ヘルスケアにおける看護師の疲労の予防と軽減
- 医療従事者に対する暴力，ハラスメント，いじめの予防

「予測」や「診断」に関するトピック
- 糖尿病患者の足潰瘍の評価と管理
- 痛みの評価と管理
- 褥瘡のリスクアセスメントと予防

その他看護師に関連するトピック（患者管理など）
- COPD における「呼吸困難（第 6 のバイタルサイン）」に対する看護ケア
- 看護師の職場の健康，安全，福祉

ジョアンナブリッグス研究所 (Joanna Briggs Institute, JBI) (https://jbi.global)

JBI はオーストラリアのアデレード大学に本部を構える非営利国際団体です．看護・助産・保健領域において EBN を推進することを目的としており，コクランの看護版として紹介されることもあります．購読者以外は検索とタイトルまで確認できます．日本にも連携センターである The Japan Centre for Evidence-Based Practice (JCEBP) が大阪大学大学院医学系研究科保健学専攻内に設置され，JBI の提供する情報の日本語翻訳が行われています (http://sahswww.med.osaka-u.ac.jp/~agns8/)．

＜主なガイドライン＞

「治療介入」に関するトピック
- リスクのある妊婦の妊産婦ケア・支援プログラム
- 腎瘻チューブ洗浄と抜去
- 緩和ケア：家族介護者のための支援
- 小児集中治療室：経腸栄養プロトコル
- 末梢挿入型中心静脈カテーテル (PICC)：挿入，感染管理

「予防」に関するトピック
- 病院内における転倒 予防のための個人中心的アプローチ

「予測」や「診断」に関するトピック
- 高齢者の脱水症：評価と診断
- 看護師主導の術前評価サービス

その他看護師に関連するトピック（患者管理など）
- 尿道カテーテル管理
- 急性期医療施設における薬物有害反応とアレルギーに関する文書化
- 病院の環境衛生：環境表面の清掃と消毒
- 術後患者の引き継ぎ

章末資料3 UpToDate に掲載される看護師向けの主なトピック

「治療介入」に関するトピック
・成人の院内肺炎および人工呼吸器関連肺炎の治療
・気管支切開：成人における術後のケア，維持，合併症
・重度認知症患者のケア
・成人に生じる手術部位感染の予防策の概要
・成人における中心静脈カテーテルの合併症とその予防の概要
・高齢者の慢性非がん性疼痛の治療
・危篤状態の成人患者における疼痛管理

「予防」に関するトピック
・膀胱カテーテルの合併症および予防戦略
・処方剤の誤用：疫学，予防，同定，およびマネージメント
・病院における薬物有害事象の予防
・手術時のスポンジおよびその他の異物遺残：予防およびマネージメント
・皮膚や深部組織の褥瘡の予防
・周術期の薬剤誤投与の防止
・転倒：介護施設および病院内での予防
・小児における転落の防止

「病因/リスク」や「予後」に関するトピック
・成人の周術期神経認知障害：危険因子および緩和対策
・入院中の睡眠不足：要因と介入
・高齢者の栄養：高齢者における栄養上の問題

「予測」や「診断」に関するトピック
・興奮または暴力的になった成人の評価と救急対応
・高齢者における転倒：危険因子および患者評価
・小児期の栄養評価の適応
・肝硬変の成人における栄養状態の評価
・血液透析を受ける患者の栄養状態の評価
・新生児疼痛の評価
・小児における疼痛の評価およびマネージメント
・成人における慢性非がん性疼痛の評価
・がん疼痛の評価

その他看護師に関連するトピック（患者管理など）
・高齢者の病院でのマネージメント
・成人における急性周術期疼痛のマネージメント
・患者の引き継ぎ
・手術患者の引き継ぎ・受け渡し
・手術室の安全性
・手術や検査，処置などに関するインフォームド・コンセント
・妊婦管理：妊婦教育，健康管理，よく使う医薬品の安全性
・糖尿病を有する小児の自己マネージメントに関する教育
・緩和ケア：終末期に行う口腔ケアの概要
・アドバンス・ケア・プランニングおよび事前指示
・緩和ケア：人生最後の数時間
・患者の文化および効果的なコミュニケーション

新型コロナウイルス感染症（COVID-19）関連のトピック
・新型コロナウイルス感染症（COVID-19）：入所施設における管理
・新型コロナウイルス感染症（COVID-19）：成人入院患者の管理
・新型コロナウイルス感染症（COVID-19）：医療機関での感染予防への一般的アプローチ
・新型コロナウイルス感染症（COVID-19）：気管内挿管成人患者の管理
・新型コロナウイルス感染症（COVID-19）：医療従事者の労働衛生上の問題

88002-130 JCOPY

引用文献

1) Akobeng AK : Principles of evidence based medicine. Arch Dis Child 90(8) : 837-840, 2005

2) Fineout-Overholt E, Johnston L : Teaching EBP : asking searchable, answerable clinical questions. Worldviews Evid Based Nurs 2(3) : 157-160, 2005

3) Stillwell SB, Fineout-Overholt E, Melnyk BM, et al. : Evidence-based practice, step by step : asking the clinical question : a key step in evidence-based practice. Am J Nurs 110(3) : 58-61, 2010

4) Moons KGM, Wolff RF, Riley RD, et al. : PROBAST : A tool to assess risk of bias and applicability of prediction model studies : explanation and elaboration. Ann Intern Med 170(1) : W1-W33, 2019

5) Debray TP, Damen JA, Snell KI, et al. : A guide to systematic review and meta-analysis of prediction model performance. BMJ 356 : i6460, 2017

6) Whiting PF, Rutjes AW, Westwood ME, et al. : QUADAS-2 : a revised tool for the quality assessment of diagnostic accuracy studies. Ann Intern Med 155(8) : 529-536, 2011

7) 森田光治良, 廣瀬直紀：臨床の素朴な疑問から研究で使える RQ を立ち上げよう. 看護研究 52(4) : 289-305, 2019

8) Gallagher-Ford L, Tucker SJ, Labardee R, et al. : The STAND Skin Bundle. Am J Nurs 119(10) : 45-48, 2019

9) Camp-Sorrell D, Matey L : Access Device Standards of Practice for Oncology Nursing. Oncology Nursing Society, Pittsburgh, 2017

10) Hanrahan K, Utech J, Cullen L, et al. : EBP 2.0 : Implementing and sustaining change : implementing improved central line flushing practices. Am J Nurs 120(8) : 66-70, 2020

11) Rothman KJ著, 矢野栄二, 橋本英樹, 大脇和浩訳：ロスマンの疫学, 第 2 版. 篠原出版新社, 東京, 2013

12) Wikimedia commons : "Diagram of the causes of mortality in the army in the East" (1858) by Florence Nightingale, a colored pie chart to illustrate causes of death in the British Army

13) Gill CJ, Gill GC : Nightingale in Scutari : her legacy reexamined. Clin Infect Dis 40(12) : 1799-1805, 2005

14) McDonald L : Florence Nightingale and the early origins of evidence-based nursing. Evid Based Nurs 4(3) : 68-69, 2001

15) Aravind M, Chung KC : Evidence-based medicine and hospital reform : tracing origins back to Florence Nightingale. Plast Reconstr Surg 125(1) : 403-409, 2010

16) Cook E : The Life of Florence Nightingale. Macmillan, London, 1913

17) Siwek J : Evidence-based medicine : common misconceptions, barriers, and practical solutions. Am Fam Physician 98(6) : 343-344, 2018

18) Stevens LM, Lynm C, Glass RM : JAMA patient page. Medical journals. JAMA 295(15) : 1860, 2006

19) Twaij H, Oussedik S, Hoffmeyer P : Peer review. Bone Joint J 96-B(4) : 436-441, 2014

20) Rennie D : Let's make peer review scientific. Nature 535(7610) : 31-33, 2016

21) Schroter S, Black N, Evans S, et al. : What errors do peer reviewers detect, and does training improve their ability to detect them? J R Soc Med 101(10) : 507-514, 2008

22) Hopewell S, Collins GS, Boutron I, et al. : Impact of peer review on reports of randomised trials published in open peer review journals : retrospective before and after study. BMJ 349 : g4145, 2014

23) Manca A, Cugusi L, Cortegiani A, et al. : Predatory journals enter biomedical databases through public funding. BMJ 371 : m4265, 2020

24) Alper BS, Haynes RB : EBHC pyramid 5.0 for accessing preappraised evidence and guidance. Evid Based Med 21(4) : 123-125, 2016

25) Kwan IL, Lo L, Ferguson I, et al. : Computerised clinical decision support systems and absolute improvements in care : meta-analysis of controlled clinical trials. BMJ 370 : m3216, 2020

26) Prorok JC, Iserman EC, Wilczynski NL, et al. : The quality, breadth, and timeliness of content updating vary substantially for 10 online medical texts : an analytic survey. J Clin Epidemiol 65(12) : 1289-1295, 2012

27) Andrews R, Mehta N, Maypole J, et al. : Staying afloat in a sea of information : point-of-care resources. Cleve Clin J Med 84(3) : 225-235, 2017

28) Bradley-Ridout G, Nekolaichuk E, Jamieson T, et al. : UpToDate versus DynaMed : a cross-sectional study comparing the speed and accuracy of two point-of-care information tools. J Med Libr Assoc 109(3) : 382-387, 2021

29) Banzi R, Cinquini M, Liberati A, et al. : Speed of updating online evidence based point of care summaries : prospective cohort analysis. BMJ 343 : d5856, 2011

30) Institute of Medicine : Clinical Practice Guidelines We Can Trust. National Academic Press, Washington DC, 2011

31) Burgers JS, Bailey JV, Klazinga NS, et al. : Inside guidelines : comparative analysis of recommendations and evidence in diabetes guidelines from 13 countries. Diabetes Care 25(11) : 1933-1939, 2002

32) Cosgrove L, Shaughnessy AF, Shaneyfelt T : When is a guideline not a guideline? The devil is in the details. BMJ Evid Based Med 23(1) : 33-36, 2018

33) Shaughnessy AF, Cosgrove L, Lexchin JR : The Need to Systematically Evaluate Clinical Practice Guidelines. J Am Board Fam Med 29(6) : 644-648, 2016

34) Kung J, Miller RR, Mackowiak PA : Failure of clinical practice guidelines to meet institute of medicine standards : two more decades of little, if any, progress. Arch Intern Med 172(21) : 1628-1633, 2012

35) Reames BN, Krell RW, Ponto SN, et al. : Critical evaluation of oncology clinical practice guidelines. J Clin Oncol 31(20) : 2563-2568, 2013

36) Yao L, Ahmed MM, Guyatt GH, et al. : Discordant and inappropriate discordant recommendations in consensus and evidence based guidelines : empirical analysis. BMJ 375 : e066045, 2021

37) Lee DH, Vielemeyer O : Analysis of overall level of evidence behind Infectious Diseases Society of America practice guidelines. Arch Intern Med 171(1) : 18-22, 2011

38) Kataoka Y, Anan K, Taito S, et al. : Quality of clinical practice guidelines in Japan remains low : a cross-sectional meta-epidemiological study. J Clin Epidemiol 138 : 22-31, 2021

39) Minds診療ガイドライン作成マニュアル編集委員会 : Minds 診療ガイドライン作成マニュアル 2020, ver. 3.0. 日本医療機能評価機構 EBM医療情報部 (https://minds.jcqhc.or.jp/docs/various/manual_2020/ver3_0/pdf/all_manual_2020ver3_0.pdf)

40) 日本医療機能評価機構 EBM 普及推進事業（Minds）活用促進部会 有効性評価検討会.「診療ガイドラインの普及と医療の質向上の評価」について 提言. 2020 (https://minds.jcqhc.or.jp/s/guidance_proposal5)

41) Iannone P, Costantino G, Montano N, et al. : Wrong guidelines : how to detect them and what to do in the case of flawed recommendations. Evid Based Med 22(1) : 4-8, 2017

42) Alderson LJ, Alderson P, Tan T : Median life span of a cohort of National Institute for Health and Care Excellence clinical guidelines was about 60 months. J Clin Epidemiol 67(1) : 52-55, 2014

43) Akl EA, Meerpohl JJ, Elliott J, et al., Living Systematic Review N : Living systematic reviews : 4. Living guideline recommendations. J Clin Epidemiol 91 : 47-53, 2017

44) Siemieniuk RA, Agoritsas T, Macdonald H, et al. : Introduction to BMJ Rapid Recommendations. BMJ 354 : i5191, 2016

45) National Institute for Health and Clinical Excellence (NICE) : The NICE strategy 2021 to 2026 : Dynamic, Collaborative, Excellent. 2021 (https://static.nice.org.uk/NICE%20strategy%202021%20to%202026%20-%20Dynamic,%20Collaborative,%20Excellent.pdf)

46) Elliott J, Lawrence R, Minx JC, et al. : Decision makers need constantly updated evidence synthesis. Nature 600(7889) : 383-385, 2021

47) Eady A, Glasziou P, Haynes B : Less is more : where do the abstracts in the EBM journal come from? Evid Based Med 13(1) : 3, 2018

48) Walker-Dilks C : Contribution of the Cochrane Library to the evidence-based journals. ACP J Club 141(2) : A11, 2004

49) McKibbon KA, Wilczynski NL, Haynes RB : What do evidence-based secondary journals tell us about the publication of clinically important articles in primary healthcare journals? BMC Med 2 : 33, 2004

50) Glasziou P : The EBM journal selection process: how to find the 1 in 400 valid and highly relevant new research articles. Evid Based Med 11(4) : 101, 2006

51) Clarke J : What is a systematic review? Evid Based Nurs 14(3) : 64, 2011

52) Goldkuhle M, Narayan VM, Weigl A, et al. : A systematic assessment of Cochrane reviews and systematic reviews published in high-impact medical journals related to cancer. BMJ Open 8(3) : e020869, 2018

53) 森 臨太郎 : コクラン－医療と研究における意思決定と患者一般参画－. 情報管理 60(12) : 855-864, 2018

54) List of Serials Indexed for Online Users. National Library of Medicine (https://www.nlm.nih.gov/tsd/serials/lsiou.html)

55) Number of Titles Currently Indexed for Index Medicus® and MEDLINE® on PubMed® (https://wayback.archive-it.org/org-350/20180415005215/https://www.nlm.nih.gov/bsd/num_titles.html)

56) Sakai Y, Sato Y, Sato M, et al. : Clinical usefulness of library and information services in Japan : the detailed use and value of information in clinical settings. PLoS One 13(6) : e0199944, 2018

57) Albarqouni L, Hoffmann T, Straus S, et al. : Core competencies in evidence-based practice for health professionals : consensus statement based on a systematic review and Delphi Survey. JAMA Netw Open 1(2) : e180281, 2018

58) 今中雄一, 山口直人 : 厚生労働省委託事業 : EBM (根拠に基づく医療) 普及推進事業, 診療ガイドラインと医療の質指標の活用実態についての調査・研究 平成 27 年度 総括研究報告書. 2016

59) Dynamed : Evidence-Based Process. EBSCO (https://www.dynamed.com/about/evidence-based-process/)

60) Protus BM : BMJ Best Practice. J Med Libr Assoc 102 (3) : 224-225, 2014

61) BMJ Best Practice : Evidence Matters (https://bestpractice.bmj.com/info/benefits-features/evidence-based/)

88002-130 JCOPY

62）Sanders S, Del Mar C : Clever searching for evidence. BMJ 330（7501）: 1162-1163, 2005

63）Tsujimoto Y, Tsutsumi Y, Kataoka Y, et al. : Around ten percent of most recent Cochrane reviews included outcomes in their literature search strategy and were associated with potentially exaggerated results : a research-on-research study. J Clin Epidemiol 141 : 74-81, 2022

64）Frandsen TF, Bruun Nielsen MF, Lindhardt CL, et al. : Using the full PICO model as a search tool for systematic reviews resulted in lower recall for some PICO elements. J Clin Epidemiol 127 : 69-75, 2020

65）Murad MH, Montori VM, Ioannidis JP, et al. : How to read a systematic review and meta-analysis and apply the results to patient care : users' guides to the medical literature. JAMA 312（2）: 171-179, 2014

66）Aagaard T, Lund H, Juhl C : Optimizing literature search in systematic reviews - are MEDLINE, EMBASE and CENTRAL enough for identifying effect studies within the area of musculoskeletal disorders? BMC Med Res Methodol 16（1）: 161, 2016

67）逸村　裕, 池内有為：インパクトファクターの功罪―科学者社会に与えた影響とそこから生まれた歪み―. 化学 68（12）: 32-36, 2013

68）吉田彌太郎：インパクトファクターを考える. 血液フロンティア 27（10）: 1450-1456, 2017

69）Nourbakhsh E, Nugent R, Wang H, et al. : Medical literature searches : a comparison of PubMed and Google Scholar. Health Info Libr J 29（3）: 214-222, 2012

70）Morshed T, Hayden S : Google versus PubMed : comparison of Google and PubMed's search tools for answering clinical questions in the emergency department. Ann Emerg Med 75（3）: 408-415, 2020

71）Boeker M, Vach W, Motschall E : Google Scholar as replacement for systematic literature searches : good relative recall and precision are not enough. BMC Med Res Methodol 13 : 131, 2013

72）Glasziou P, Burls A, Gilbert R : Evidence based medicine and the medical curriculum. BMJ 337 : a1253, 2008

73）Terasawa M : Reviewing information support during the Great East Japan Earthquake disaster : from the perspective of a hospital library that received support. J Inf Process Manag 54（12）: 819-824, 2012

74）Fiander M, McGowan J, Grad R, et al. : Interventions to increase the use of electronic health information by healthcare practitioners to improve clinical practice and patient outcomes. Cochrane Database Syst Rev 2015（3）: CD004749, 2015

第 3 章

EBM/Nの Step 3：
①批判的吟味に必要な
疫学・統計学の基礎知識

Key Point

✓ 因果関係と関連性は明確に区別される.

✓ 真の結果と観察された結果の差を誤差と呼ぶ.

✓ 系統誤差はバイアスとも呼ばれ，選択バイアス，情報バイアス，交絡に大別される. 偶然誤差は，研究結果の信頼区間の幅によって表現できる.

✓ 内的妥当性とは，研究対象集団の中で意図した結果が得られている程度を指す. 外的妥当性とは，研究で得られた結果をその他の集団に適用（一般化）できる程度を指す. 内的妥当性は外的妥当性を主張するための必要条件である.

✓ アウトカムが臨床上重要な項目か，明確に定義されているか，測定が可能で妥当性と信頼性が高いかなどに留意する.

✓ 効果の大きさを表現する指標には相対的指標と絶対的指標がある. 臨床におけるアウトカムの重要性，相対的指標，絶対的指標の3つを踏まえて，臨床的意義を考察する必要がある.

✓ ランダム化比較試験などの介入研究では，事前に効果の大きさを見積り，その効果を主張するのに必要にして十分なサンプルサイズを計算する.

✓ *P* 値とは，帰無仮説が正しいと仮定した場合，観察された値とは極端に異なる値が起こる確率である. 研究で得られたデータとは矛盾しないような効果の範囲を信頼区間という. 通常，95％信頼区間が用いられる.

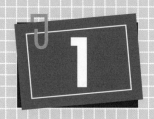

批判的吟味に必要な疫学の基礎知識

1 因果関係と関連性

第3章では，エビデンスの元になる情報源に触れる際に理解しておくべき疫学・統計学の基礎知識を解説します．より詳しい解説は，姉妹書『医学論文，わからないのは統計だけ？ 肝心要の研究デザインがわかる本』を参照ください．

EBM/Nにおける疑問の型のうち「治療介入/予防」「病因/リスク」などの研究では，「特定の治療的・予防的な介入方法に効果があるか？」や「特定の要因（環境要因や生活習慣要因）への曝露によって，疾患が増加または減少するか？」という，要因と結果の間の**因果関係**（causation）を解明することを目的とします．しかし，**観察研究**によって因果関係を完全に明らかにすることはできません．観察研究では，要因に曝露した集団と曝露していない集団を比較することでわかる**関連性**（association）から因果関係を推論します．関連性があっても因果関係があるとは必ずしも言えません．**Hillの視点**は，因果関係の推論を行ううえで参考となる9つの視点を示します．しかし，Hillの視点は1つの基準に過ぎず，因果関係の有無を確実に判断できるものではないことに注意が必要です（**表3-1**）[1]．

表 3-1　因果推論における Hill の視点と注意点

		Hill の視点	注意点 [1~3]
1	関連の強固性	A と B の間の関連性が強いか？	関連の強さは他の要素の存在にも依存するため，因果関係があっても関連が弱い場合もある．例えば，大気汚染と死亡の関連，果物摂取によるがん予防効果の関連は弱いが，因果関係はある．強い関連であっても，バイアスの影響を受けた結果かもしれない．
2	関連の一致性	他の研究でも同じような結果が得られているか？ 異なる地域・条件・時間で，同じような関連性が繰り返し観察されているか？	多数の観察研究で一致した結果が，その後のランダム化比較試験で覆されることもある．
3	関連の特異性	特定の要因のみから結果が発生するような，A と B の間に特異的な関係性があるか？	必ずしも1対1の関係性でないこともあり，この条件に当てはまらないからといって因果関係がないとは言えない．例えば，喫煙は多くの疾患を引き起こす．

88002-130　JCOPY

4	時間的関係性	原因とされるものは結果より時間的に先行するか？	因果関係を推論するために絶対的に必要な条件である．しかし，時間的関係があまり明確ではなく判断が容易でない場合もある．例えば，不安やうつはパーキンソン病と関連するが，どちらが先に起こるかはあまり明確でない．
5	量・反応関係	原因と考えられる要因の程度が強くなればなるほど，結果の頻度も高くなるか？	この条件が当てはまらないからといって因果関係がないと言えない場合もある．ある一定の曝露量（閾値）を超えるとアウトカムが発生する場合もある．また，交絡バイアスの可能性を除外する必要がある．
6	生物学的妥当性	原因と結果の関係性は生物学的にも説得力のある説明が可能か	想定した生物学的なメカニズムが間違っていることもあるし，未知のメカニズムもある．
7	関連の一貫性	観察された関連性が，疾病の自然史や生物学に関する既知の事実と一致するか？	新たな発見や仮説である場合は検討が難しいなど，例外もある．
8	実験的証拠	関連性を支持する実験的研究が存在するか？　ランダム化比較試験が望ましいが，観察研究でも交絡因子にきちんと対応しているか？	この条件が当てはまらないからといって因果関係がないと言えない場合もある．
9	類似性	すでに認められている他の因果関係でよく似たようなものがあるか？	新たな発見である場合もあり，例外もある．

2　誤差

1）系統誤差

真の結果と観察された結果の差を**誤差（Error）**と呼びます．誤差は**系統誤差（Systematic error）**と**偶然誤差（Random error）**の2つに大別されます（**図 3-1**）[1]．

真の結果は，系統誤差や偶然誤差を完全に排除した理想的な研究から得られるはずの結果です．すなわち，真の結果と観察された結果には，以下のような関係があります．

> 観察された結果＝
> 　　真の結果＋系統誤差＋偶然誤差

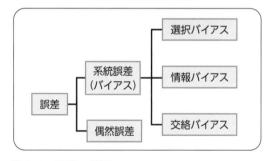

図 3-1　誤差の分類
（麻生将太郎，森田光治良著，康永秀生監：医学論文，わからないのは統計だけ？肝心要の研究デザインがわかる本．新興医学出版社，東京，2021[4] をもとに作成）

系統誤差は**バイアス（bias）**とも呼ばれ，真の結果から系統的に起こるずれを意味します．系統誤差は，**選択バイアス（selection bias）**，**情報バイアス（information bias）**，**交絡（confounding）**の3つに大別されます．

これら3つの系統誤差は約70個に細かく分類されることもあります[5]. しかし, 細かい分類をすべて覚える必要はありません. 選択バイアス, 情報バイアス, 交絡のそれぞれがどのような状況で生じるかを把握することが大切です.

系統誤差はすべての研究に存在し, 完全に排除することは困難です. 研究の中でどのように系統誤差に対処しているのか確認すること, また系統誤差が生じている可能性とその影響の度合いを検討することが, 批判的吟味のために重要です.

①選択バイアス

選択バイアスは, 研究対象者および解析対象者を選ぶ過程で発生する系統誤差の総称です. 対象者に選ばれた集団と選ばれなかった集団に系統的な違いが生じることで発生します.

選択バイアスの代表例として, **ボランティア・バイアス**（volunteer bias）[6]が挙げられます. 研究に参加することを志願した集団と志願しなかった集団の特徴の違いによって生じるバイアスです. 研究参加者は非参加者に比べて, 一般に高学歴であり, 社会階層が高く, 社交的であることが報告されています. 研究デザインごとに注意すべき選択バイアスについては第4章で説明します.

②情報バイアス

情報バイアスとは, 研究に利用されるさまざまな情報（曝露の状況やアウトカムの有無など）が正しく測定されていないことによって生じる系統誤差の総称です. 測定者側または研究対象者側どちらの原因によっても起こりえます. 情報バイアスを防ぐには, 測定方法を厳密にし, 正確に測定することが重要です. 厳密な測定方法は, 本章の「妥当性と信頼性」を参照してください. 研究デザインごとに注意すべき情報バイアスについては第4章で説明します.

③交絡

交絡とは, 興味のある曝露・介入と結果の関連性に影響を与え, 真の結果とは異なった結果が生じる現象を指します. 交絡を引き起こす要因を**交絡因子**（confounding factor）と言います. 交絡因子を測定しそのデータを統計的に処理することによって, ある程度は交絡を制御することが可能です. 交絡を見逃すと, 結果に大きな歪みが生じることがあります. そのため, 3つの系統誤差の中でも, 交絡を制御することが最も重要と言えます.

例えば, 2つの治療（治療A・B）の効果を観察研究で比較し, 仮に治療Aのほうが治療Bと比べて良いアウトカムが認められたとします. 実際には, 治療Aは治療Bと比べて, 軽症者や併存症が少ない患者に勧められる傾向がありました. そのため, 治療AとBの間に真の効果の差がなかったとしても, 一見すると治療Aのほうが治療Bと比較して良好なアウトカムとなりえます. このように, 患者の背景要因が治療選択にもアウトカムにも影響を与えることを, **適応による交絡**（confounding by indication）と呼びます.

ある変数が交絡因子に該当し, 統計解析によってその影響を制御できるための条件は, 以下の3つです（図3-2）[7].
①交絡因子がアウトカムのリスク因子であること（例えば, 重症度は治療結果のリスク因子である）
②交絡因子が曝露と関連があること（重症度が治療選択に影響を与える）
③交絡因子が曝露とアウトカムの間の中間因子ではないこと（一方の治療を選択したことによって患者の重症度が変わるわけではない）

88002-130

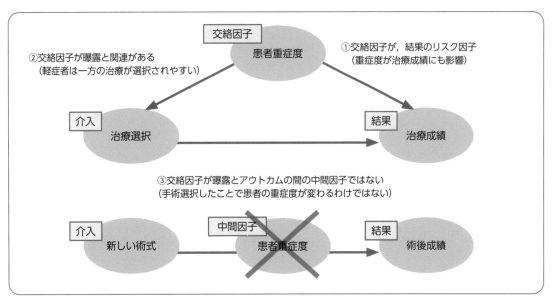

図 3-2　ある因子が交絡を引き起こす 3 つの条件

!　**Case に学ぶ**

交絡バイアスの例

　心不全患者を対象とした観察研究では，統計解析によって交絡因子を調整後，ジゴキシンを服用している患者集団のほうが服用しない集団と比べて死亡率が上昇することが示されました．しかし，その後のランダム化比較試験によって，ジゴキシンを服用している集団の死亡率は上昇しないことが確認されました[8]．先行の観察研究では，交絡（ジゴキシンを服用していた心不全患者のほうがより重症であること）による影響が統計解析で十分に調整できていなかったことを示唆しています．すなわち，ジゴキシン服用者のほうがそもそも死亡しやすかったことによる見せかけの影響であったと考えられます[9]．

　次に，経口避妊薬の安全性に関する初期の研究では，「経口避妊薬には心筋梗塞を引き起こすリスクが 4.5 倍程度ある」と報告されました[10]．この関連性は，後の研究によって，避妊薬使用者に喫煙者が多かったことによる交絡の影響であったことが明らかになりました[11]．研究者たちは避妊薬の害の大きさを測定しているつもりが，実際には背後に隠れていた喫煙の害を測定していたのです．最新のシステマティックレビューでは，経口避妊薬の使用による心筋梗塞の発症リスクは 1.6 倍程度と示されています[12]．交絡は，関連性を完全に逆方向に見せてしまうこともあれば，この例のように関連性の大きさを増幅する場合もあります．

　理論上，交絡は，研究デザインあるいは統計解析で制御することが可能です．

　研究デザインでの制御方法として，**ランダム化（randomization）**が挙げられます．ランダム化によって，観察されていない要因や未知の要因による交絡も最小化され，介入の有無以外のすべての要因が介入群と対照群の間で均等にばらつくことが期待されます．この方法を用いるのがランダム化比較試験です（詳細は，第 4 章を参照）．

　次に，統計解析での制御方法として，**層別解析**，**回帰分析**，**傾向スコア分析**などが利用され

ます[13]. 観察研究では，必ずと言ってよいほど比較する群間で交絡因子や予後因子に違いが生じます．そのため，潜在的な交絡因子に関する情報を網羅的に収集し，それらを統計解析で制御することが必要です．

代表的な回帰分析を**表3-2**にまとめました．アウトカム指標のデータの型によって，利用可能な回帰分析のモデルが決まります（データの型の詳細は，本章 **2** を参照）．

表3-2 代表的な回帰分析

回帰分析の種類	アウトカムデータの型	得られる効果指標
線形回帰分析	連続変数	比較する2群のアウトカムの平均値の差
ロジスティック回帰分析	二値変数	比較する2群のオッズ比
コックス回帰分析（比例ハザードモデル）	アウトカム発生有無と観察時間	比較する2群のハザード比

2）偶然誤差

偶然誤差は，観察された結果が，真の結果の周りに，特に方向性をもたないようにばらつく誤差を言います．特に，研究が小規模な場合には，「アウトカムがほとんど発生しなかった」「まれにしか起こらないはずの合併症等が偶然に発生した」といった影響を強く受け，結果がばらつくことがあります．

研究で対象者を増やすことによって，偶然誤差の影響を抑えることができます[14]．偶然誤差の大きさは，点推定値の**信頼区間**（confidence interval）で表現することができます．小規模研究は大規模研究と比較して，一般的に信頼区間が広くなります．しかし，研究規模を大きくすることで偶然誤差の影響を抑えられても，系統誤差はそのまま残ります．系統誤差の影響が大きければ，真の値が信頼区間の中に含まれるとは限りません（信頼区間の詳細は，本章 **2** を参照）．

3 妥当性と信頼性

データ測定の厳密さを評価するために，**妥当性**（Validity）と**信頼性**（Reliability）という概念が用いられます．

妥当性とは，どの程度正確に測定できているかを指します．信頼性とは，繰り返しの測定により結果がどれくらい一致するかを指します．

測定の妥当性と信頼性が特に問題になるのは，アンケートを含む調査票やアセスメントツールなどを用いる場合です．この場合の妥当性は，**内容妥当性**，**基準関連妥当性**，**構成概念妥当性**に分けられます[15]．

内容妥当性とは，質問項目と内容が，測定しようとしている特性全体を反映している程度を指します．内容妥当性の評価には，専門家の判断が必要になります．例えば，生活の質（quality of life：QOL）を測定する際，身体機能や病気の有無だけでは十分にその人のQOLを反映できないでしょう．SF-36という健康関連QOLを測定する評価尺度では，身体機能，日常役割機能（身体），体の痛み，全体的健康感，活力，社会生活機能，日常役割機能（精神），心の健康，という8つの領域からQOLを測定

88002-130 JCOPY

するように構成されています [16].

基準関連妥当性とは，新しく開発した測定方法による測定結果が，すでに認められている確実な測定方法（**参照基準**，**ゴールドスタンダード**）による測定結果と似通っている程度を指します.

構成概念妥当性とは，測定しようとしている概念や状態を，観測する項目によって正しく反映できている程度を指します. 例えば，SF-36 の身体機能の概念に含まれる質問項目によっ

て，身体機能に関する QOL を正しく反映できているか，を指します.

信頼性は，**評価者間信頼性**と**評価者内信頼性**に分けられます（第 4 章参照）. 評価者間信頼性とは，ある状態の有無や程度について，複数の評価者による測定結果が一致する程度を指します. 評価者内信頼性とは，同じ対象者について時間をおいて評価しても同じ結果が得られる程度を指します.

👍 より深く学ぶための ワンポイント

血圧測定における妥当性と信頼性

血圧のように機器を用いて測定する指標は客観的で信頼できると思われがちですが，決してそんなことはありません. 測定機器に由来する変動や，周囲環境の影響，客観的指標を解釈する専門家の主観が入り込む余地があります.

例えば，医師と看護師に手動血圧計による血圧測定値を報告してもらうと，圧倒的に 110, 120, 130, 140, 150 というきりの良い値が報告されることが多くなります [17]. 意識的にしろ無意識にしろ，測定者が測定値の一の位を四捨五入して丸めてしまうようです.

また，血圧を正確に測定するためには，測定前に喫煙，飲酒，カフェイン摂取を避け，測定直前は数分間安静にし，静かで適温な環境下にいて，会話をせず，足を組まずにいる状態で，自動血圧計を用いて測定することが望ましいとされます [18]. これらのいずれも測定バイアスを起こしえます. バイアスの存在により，測定結果の妥当性が脅かされます.

さらに，自動血圧計を用いて 1 〜 2 分間隔で 2 回測定した結果の平均値によって，血圧の測定値とすることが望ましいとされます [18]. 測定バイアスの影響を軽減するための手段です.

---

4 内的妥当性と外的妥当性

研究で得られた結果を評価する際，**内的妥当性**（Internal validity）と**外的妥当性**（External validity）を考慮する必要があります [2].

内的妥当性とは，研究対象集団で得られた結果が，意図したとおりバイアスなく得られていること，またはその程度です. EBM/N 実践 Step 3 の「批判的吟味」では，内的妥当性の評価をすることになります（第 5 章 **2** を参照）.

外的妥当性とは，研究で得られた結果をその

他の集団にどの程度まで適用（一般化）できるかを指します. EBM/N 実践 Step 4 の「患者への適用」においては，外的妥当性を評価することになります. すなわち，研究結果を実際の現場で利用できるか検討します（第 6 章 **1** を参照）.

内的妥当性を有していることは，外的妥当性を検討する上での必要条件です. 内的妥当性が担保されれば，初めて外的妥当性を検討する意味が生まれます [19].

1）さまざまなアウトカム

アウトカムは臨床的に重要か，明確に定義されているか，測定が可能か，測定方法は信頼性と妥当性が高いか，などに留意する必要があります．**表3-3**にさまざまなアウトカムをまとめました．

近年，**患者報告型アウトカム**（Patient-Reported Outcome：PRO）の重要性が叫ばれています．PROとは，患者の症状やQOLについて，医療者を含めたすべての人が評価に介入せず，調査票を用いて患者自身が評価するアウトカムです[20]．健康関連QOLを測定するEQ-5D，化学療法などの副作用に関する評価尺度であるPRO-CTCAE（Patient-Reported Outcome-Common Terminology Criteria for Adverse Events）などが存在します．痛みの評価に用いられる数値評価スケール，NRS（Numeric Rating Scale）などもPROに含まれます．

PROを用いることで，他の測定方法では把握できないような，患者本人の病気や治療に関する経験についての情報を得られます．一方でPROは，測定方法の特徴から妥当性・信頼性の確保が課題です．

表3-3 さまざまなアウトカム

視点	分類	アウトカムの例
医療者視点	疾患や症状に関する指標	（1）疾患や症状の発生に関する指標 心筋梗塞の発症，がんの発生・再発，せん妄の発生，転倒の発生など
		（2）疾患や症状の改善または悪化に関する指標 疾患の寛解，腫瘍の縮小，治療に伴う有害事象の発生など
	生死に関する指標	（1）死亡の有無
		（2）死亡するまでの時間を含めた指標 退院後30日・90日以内の死亡，術後5年生存率など
	治療経過に伴う指標	（1）検体検査に関する指標 血圧値の改善，血清コレステロール値の改善など
		（2）生体検査に関する指標 視力，心収縮率，心機能（New York Heart Assciation分類），うつの重症度，Activity of Daily Living（ADL）など
患者視点	自覚症状に関する指標	痛み，呼吸困難感など
	満足感に関する指標	健康関連QOL，患者満足度
社会的視点	社会的負担に関する指標	生産性（インフォーマルケアコストなど），医療費など
	医療の効率性に関する指標	医療技術の費用対効果など

（麻生将太郎，森田光治良著，康永秀生監：医学論文，わからないのは統計だけ？肝心要の研究デザインがわかる本．新興医学出版社，東京，2021[4]をもとに作成）

2）注意が必要なアウトカム

①ハードアウトカムとソフトアウトカム

　疫学研究では，死亡や厳密な診断が必要な疾患発症（例：心筋梗塞，脳梗塞，骨折）など，客観的に判定できるアウトカムを**ハードアウトカム**（hard outcome）と言います．これに対して，痛み・自覚症状などの患者の主観的な評価，入院や在院日数，症状改善度など，治療者や測定者によって容易に変化しうるアウトカムを**ソフトアウトカム**（soft outcome）と言います．ソフトアウトカムは，偶然誤差あるいは（研究者側の意図の有無を問わない）系統誤差によって研究結果に誤差をもたらしやすく，結果を解釈するうえでも注意が必要です．

②複合アウトカム

　複数のアウトカムを組み合わせて，どれか 1 つでも発生すればアウトカムが発生したと定義する**複合アウトカム**（composite outcome）が用いられることがあります．複合アウトカムを使用してアウトカム発生数を増やすことで，研究が実施しやすくなる利点はあります．しかし，個々のアウトカムについて，患者にとっての重要度や介入によって受ける影響度合いが異なる場合，結果の解釈は困難です．

　さらに複合アウトカムの中に，ハードアウトカムとソフトアウトカムの両方を組み入れている場合，結果の信頼性は損なわれ誤解を招くおそれがあります．例えば，**主要心血管イベント**（major adverse cardiovascular events：MACE）という複合アウトカムが循環器領域でよく用いられます[21]．MACE は，心血管死，心筋梗塞・不安定狭心症・心不全・脳卒中の診断，循環器疾患による入院，などさまざまなアウトカムが 1 つにまとめられています．「循環器疾患による入院」は，他のアウトカムに比べて発生しやすく，重要度も低く，医療者の判断も入り込みます．このような複合アウトカムを利用した場合に，重要度の高いアウトカム（心血管死など）には差がなく，単に入院の有無に差があることを反映する指標に過ぎなくなるおそれがあります．

　複合アウトカムを用いる場合は，それを構成している各アウトカム指標を別々に確認することが重要です．複合アウトカムの定義が不明確・不適切である論文も数多く存在し，誤解を招く結論が述べられていることも多くあります[22]．

③代替アウトカム

　代替アウトカム（surrogate outcome）とは，臨床的に重要なアウトカムを測定・収集することが困難な場合に測定される，真のアウトカムの代替となり得るアウトカムです．代替アウトカムの利用は，疫学や病態生理学に基づいて臨床上の利益や害を予測することが期待される場合に有用です[23]．例えば，降圧剤治療の真のアウトカムは死亡や心血管系イベント，代替アウトカムは血圧低下です．糖尿病治療薬の真のアウトカムは死亡や糖尿病性合併症，代替アウトカムはヘモグロビン A1c 低下などです．代替アウトカムを用いることで，研究規模やコストの削減が望めます[24]．これらの利点から，米国食品医薬品局（FDA）が 7 年間で承認した新薬に関する研究の半数近くで代替アウトカムが用いられていました[25]．

　しかし，代替アウトカムの使用が誤った結論につながる可能性や[26]，利益が不明確な代替アウトカムを用いた研究が増えていることが批判されています[27]．例えば，ヘモグロビン A1c や血糖値の減少を代替アウトカムとして用いた研究では，厳格な血糖コントロール管理群において有意に高い代替アウトカムの改善傾向が認められました．しかしその後の長期観察の結果では，厳格な血糖コントロール管理群では，死亡は減少しておらず，むしろ重症低血糖リスクの増加，それに伴うポリファーマシーの危険，コスト増加などが認められました[28]．

6 利益相反

利益相反（conflict of interest：COI）とは，外部との経済的な利益関係等によって，公的研究で必要とされる公正かつ適正な判断が損なわれる，または損なわれるのではないかと第三者から懸念が表明されかねない事態を言います[29]．

営利組織によって資金提供されたランダム化比較試験では，当該組織と関係がある新薬が有効であると結論づけられる傾向が非常に高いことが報告されています[30]．このように，資金源と研究の結論の間には強い関連があることが示されています[31]．他にも，特定の疾患やその治療方法の定義に関わっている専門家の多くが，その疾患治療薬を販売している製薬企業と金銭的つながりがあることに懸念が示されています[32]．

COI の存在は論文の内容に影響を与える可能性があり，医学の客観性と誠実性を損なってしまう事例もあります．論文の読者は，研究の資金源や資金提供者の役割について確認し，COI がある場合は結果や考察（著者の解釈）が COI によって影響を受けている可能性がありそうか検討する必要があります．

また，COI が適切に報告されていない場合があることも問題視されています[33]．研究実施にあたって資金調達は必須であるため，外部組織からの資金援助を受けること自体は問題ではありません．COI を適切に管理し，COI の開示などの説明責任を果たすことが重要です．

より深く学ぶための ワンポイント

エビデンスに基づく電子教科書の利益相反

エビデンスに基づく電子教科書で利益相反が存在するのか調査が行われました[34]．特に治療方針が論争の的になっているトピックについては，利益相反の有無を確認することが重要です．以上の観点から，「勃起不全」「線維筋痛症」「性腺機能低下症」「乾癬」「関節リウマチ」「クローン病」の 6 つのトピックが選ばれました．

調査の結果，DynaMed では利益相反は確認されませんでしたが，UpToDate ではすべての記事で利益相反の存在が確認されました．記事の執筆者と査読を行った編集者の両方で利益相反が存在していました．利益相反の内容は，論文内で言及された薬剤を販売している製薬企業からの研究助成金，コンサルタント料，講演料などの金銭的関係でした．

利益相反があることが直接不正行為につながるわけではありません．しかし，記事を作成するうえで選択された薬品に関連する利益相反が解消されるような方針，利益相反のない編集者が最終原稿を査読・承認するシステム，などの必要性が指摘されています．

88002-130 JCOPY

2 批判的吟味に必要な統計学の基礎知識

1 データの種類

　ここからは，エビデンスの元となる情報源に触れる際や論文の批判的吟味を行う際に，事前に理解しておくことが望まれる統計学の基礎知識を解説します．より詳しい解説は，姉妹書である『統計手法のしくみを理解して医学論文を読めるようになる本』を参照してください．

　研究では，収集されたデータを統計解析によって要約したり，視覚化したりすることで，結果を示します．

1）データの型

　数値化されたデータは**変数**（variable）とい

い，**連続変数**（continuous variable）と**カテゴリー変数**（categorical variable）に分けられます．

　連続変数は，連続する数値によって大小の比較が可能な変数を指します．カテゴリー変数は，2つのカテゴリーに分けられる**二値変数**（binary variable），3つ以上のカテゴリーの順序に意味がある**順序変数**（ordinal variable），3つ以上のカテゴリーに順序関係がない**名義変数**（nominal variable）に区分されます（表3-4）．

表3-4　データの型と要約方法

種類	定義	例	データの要約方法
連続変数	連続した数値で表される値	年齢，血圧，body mass index（BMI），検査値など	平均値・標準偏差，または，中央値・四分位範囲
カテゴリー変数	二値変数：該当するかしないかの2択の変数	性別，疾患の有無，死亡の有無，など	割合（%）
	順序変数：順序に意味がある3つ以上の群にわけられる変数	がんの進行度（Stage I-IV），疾患の重症度（New York Heart Asoociation 心機能分類，肝硬変の Child-Pugh 分類など），要介護度，など	
	名義変数：順序を付けることができない群にわけられる変数	血液型，人種，季節，など	

2）データの要約と記述

　連続変数は**平均値**（mean）や**中央値**（median）を使って要約されます．カテゴリー変数は**割合**（proportion）を使って要約されます．

　平均値に併記される**標準偏差**（standard deviation：SD）はデータ全体のばらつきを評価する指標です．平均値は，非常に小さな，または大きな値に影響を受けてしまうため，代表値としてふさわしくない場合もあります．中央

値は，集団全員の数値を最も小さいものから順に並べた時に中央に位置する値です．中央値に併記され，データ全体のばらつきを評価する指標が**四分位範囲**（interquartile range：IQR）です．

2 統計学的指標

1）二値変数の要約指標

①割合

割合（proportion）は，全体のなかでの一部分の数量を％で表すものです．日常では「割合」と「率」はほぼ区別することなく使われますが，疫学や統計では明確に区別されます．

有病割合（prevalence）とは，ある一時点でのある集団における特定の臨床状況または疾患を有する人が存在する割合です．「有病率」という用語も一般にもちいられますが，厳密には「率」ではなく「割合」を指します．

発生割合（incidence proportion）とは，ある集団のなかで，一定期間内に新たにアウトカムが発生した割合です．疫学では**リスク**（risk）と表現されることもあります．

②率

率（rate）とは，特定の期間に，集団内であるアウトカムが発生する頻度に関する指標です．率は以下のように計算されます．

> 率＝一定期間内のアウトカムの新規発生数
> ÷観察された集団のリスク期間

「観察された集団のリスク期間」とは，観察人数における観察時間の総和であり，**人・時間**（person-time）という単位が用いられます．例えば，1人を10年観察しても，10人を1年観察しても，その総和は10人年とみなします．

発生率（incidence rate）とは，特定の期間に集団内に発生したアウトカム発生件数を観察された集団のリスク期間で除したものです．

③オッズ

オッズ（odds）は，ある集団でアウトカムが発生した割合を発生しない割合で除したものです．

> オッズ＝発生割合/（1-発生割合）

通常は2つの集団の**オッズ比**（odds ratio）として利用されます．

2）相対的指標と絶対的指標

効果の大きさに用いられる指標には**相対的指標**と**絶対的指標**があります（**表 3-5**）．

相対的指標は，2つの集団のアウトカムの比を取ったものです．例えば，**リスク比**（risk ratio）とは，2つの集団のアウトカム発生割合の比で表されます．

> リスク比＝介入群でのアウトカム発生割合
> ÷比較群でのアウトカム発生割合

絶対的指標は，2つの集団のアウトカムの差を取ったものです．例えば，**リスク差**（risk difference）とは，2つの集団のアウトカム発生割合の差で表されます．

> リスク差＝介入群でのアウトカム発生割合
> -比較群でのアウトカム発生割合

どちらかの指標だけでは効果の大きさを理解しづらい場合があるため，できるだけ相対的指標と絶対的指標の両方を確認して効果の大きさを解釈することが必要です[35]．

治療必要数（number needed to treat：NNT）と**有害必要数**（number needed to harm：NNH）については，第6章 **1** で詳しく解説します．

88002-130 |JCOPY|

表 3-5　相対的指標と絶対的指標の例

	各指標	計算方法
相対的指標	リスク比（risk ratio）	2 群間のアウトカム発生割合の比
	オッズ比（odds ratio）	2 群間のオッズの比
	ハザード比（hazard ratio）	治療群におけるハザードと対照群におけるハザードの研究期間全体を通した比
絶対的指標	リスク差（risk difference）	2 群間のアウトカム発生割合の差
	発生率差（rate difference）	2 群間の発生率の差
	平均値の差（mean difference）	2 群間の平均値の差
	治療必要数（number needed to treat）	絶対リスク差の逆数（1/ 絶対リスク差）
	有害必要数（number needed to harm）	

①リスク比とリスク差

　アウトカム発生割合が低い場合，リスク比（相対的指標）が大きくても，リスク差（絶対的指標）は臨床的に重要でないことがあります．

　例えば，アウトカム発生を半分（リスク比=0.5）にする介入を考えてみましょう．アウトカム発生割合が 40％であれば，介入群でのアウトカム発生は 20％となり，両者の差の 20％は臨床的に意味があると言えそうです．しかし，アウトカム発生割合が 1％であれば，介入群でのアウトカム発生は 0.5％となり，両者の差の 0.5％は臨床的には重要でない可能性があります．しかし，重篤な結果を生む疾患や合併症，医療事故など，発生割合が低くても重要なアウトカムはあります．

　また，対照群におけるアウトカム発生割合が低いほど，リスク比とリスク差の解釈は大きく乖離することがあるため，注意が必要です[36]．

②オッズ比とリスク比

　オッズ比は曝露・介入とアウトカムの間の関連の強さを調査する症例対照研究や**ロジスティック回帰分析**を用いた解析の結果指標としてよく用いられます．リスク比が利用できない状況でも利用でき，ロジスティック回帰分析との相性も良いため，臨床研究でもよく利用されます．

　オッズ比はアウトカムの発生が稀な場合（一般的には発生割合が 10％未満），リスク比の近似値として解釈されます[37]．しかし，アウトカム発生が稀でない場合は，オッズ比は常にリスク比よりも大きくなります[38]．オッズ比の解釈は容易でなく[39]，オッズ比が 2 倍であればアウトカムの発生リスクを単純に 2 倍にしているわけではないので，注意が必要です．

③ハザード比

　ハザード（hazard）とは，時点ごとのイベント発生の速度を表す概念です．ハザードが時点を通して一定のときには，発生率と等しくな

ります.

ハザード比とは，介入群（曝露群）における
ハザードと対照群におけるハザードの時点ごと
の比をいいます．ハザード比は **Cox 回帰分析**
によって求められます．Cox 回帰では，個々の
ハザードは時々刻々と変化しても，ハザード比
は研究期間全体を通して一定，という強い仮定
を置きます．

ハザード比が 1 を超える場合，対照群に比べ
て介入群のアウトカムが早期に起きやすいこと

を表します．ハザード比が 1 未満の場合，対照
群に比べて介入群のアウトカムが起きにくく，
イベント発生までの時間が長くなることを表し
ます．

ただし，あくまでハザード比はリスク比の近
似であり，ハザード比が 2 であった場合に，ア
ウトカムの発生リスクが 2 倍になることやイベ
ントまでの時間が 0.5 倍になることを指すわけ
ではないため，注意が必要です．

3 サンプルサイズと検定力

多くの研究対象者を集めるにはコスト（時
間・労力・お金）がかかり，研究実施が難しく
なります．必要以上の対象者を研究に参加させ
ることは倫理的にも問題があります．これらの
理由から，特にランダム化比較試験などの介入
研究では，事前に**効果の大きさ**（effect size）
を見積って，その効果を示すために必要にして
十分な**サンプルサイズ**（sample size）を計算
します[40]．

①効果の大きさの設定

効果の大きさとは，介入群・対照群のアウト
カム発生が何％ぐらいか，両者の差はどのくら
いあれば効果があるといえるかについての見積
もりです．先行研究の結果と専門家の考えを加
味して判断することになります．

事前に見積もった効果の大きさが偶然の結果
と判断されないような最低限のサンプルサイズ
を求めます．研究を開始した後，思ったより参
加者が集まらなかったり，途中での脱落が大き
くなったりしてサンプルサイズが不足してしま
うことがあります．そうなると，信頼区間が広
くなり，治療効果を統計的に検出できなくなる
こともあります．また，見積もっていた効果の大
きさよりも実際に観察された効果が小さかった

場合には，治療効果について統計的有意性をもっ
て検出することが難しくなる場合があります．

②サンプルサイズ設計

効果の差を見積もった後，α エラーと β エ
ラーの大きさを決定して，サンプルサイズを計
算します[41]．

α エラーとは，本当は差がないのにあると
判断を誤ってしまうこと，またはその確率であ
り，**第一種の過誤**とも言います．通常，$\alpha =$
0.05 に設定されます[42]．

β エラーは，本当は差があるのにないと判断
を誤ってしまうこと，またはその確率であり，
第二種の過誤とも言います．通常，$\beta = 0.20$ に
設定されます[42]．$1-\beta$ を**検出力**（power）と
言います．

③サンプルサイズと検出力の関係

サンプルサイズが大きいほど，検出力が増す
ことによって臨床的に意味のない小さい効果で
も**統計的有意差**が認められやすくなります．例
えば，100 万人の対象者を集めて，降圧薬の新
薬と既存薬を比較し，新薬のほうが 1 mmHg
だけ血圧をより低下させたという結果が得られ
たとします．たった 1 mmHg の差でも，100

万人もの対象者から観察されたものであれば，その差は偶然ではない可能性が高く，統計的有意差は認められてしまいます．

　反対に，サンプルサイズが不足すると，大きな効果が観察されたのに統計的に有意な結果が認められないことがあります．そのような研究結果はエビデンスとして活かすことが難しくなります．ずさんなサンプルサイズ設計は，研究参加者の協力を無にしてしまうことがあり，研究倫理上も問題です．

4 検定と P 値

　臨床研究における検定では，まず「介入群と対照群の間でアウトカム発生に差がない」という仮説を立てます．これを**帰無仮説**（null hypothesis）といいます．さらに，帰無仮説に対応する**対立仮説**（alternative hypothesis）を設定します．ここでの対立仮説は，「介入群と対照群のアウトカム発生に差がある」となります．

　この帰無仮説が正しいと仮定した場合，観察された差とは極端に異なる差が起こる確率を，P 値と言います．「極端に異なる」の判断基準を**有意水準**（significance level）といい，研究実施前に決めておく必要があります．一般に，有意水準は 0.05（5%）に設定されます．

　$P<0.05$ の場合「偶然とは言えない確率でデータが得られた」ことから，帰無仮説は棄却され，「介入群と対照群のアウトカム発生に統計的有意差がある」という結論になります（間接的に対立仮説が支持されます）．

　逆に $P>0.05$ の場合は，帰無仮説を否定する根拠がないため「差があると言えない」という結論になります．

5 信頼区間

　研究に参加した**標本集団**（sample）から得られた結果から，**母集団**（population）での結果を推定することを**統計的推定**と呼びます．ここで，標本集団から得られた結果がどれだけ偶然誤差を含んでいるのかが問題になります．偶然誤差の程度を数値で表したものが信頼区間であり，通常 **95％信頼区間**（95% confidence interval：95%CI）が用いられます．標本集団が大きいほど偶然誤差は減り，95%信頼区間は狭くなります．

　95%信頼区間は，「同じ条件で標本抽出を繰り返して，その都度，信頼区間を計算した場合，100 回中 95 回は真の値を含むような範囲」を意味します．「95%信頼区間の中に 95%の確率で真の値が含まれる」というのは，誤った解釈なので注意が必要です．信頼区間からは，結果の方向性と大きさの範囲に関する情報が得られ，**臨床的意義**の評価も可能であるため[43]，P 値と合わせて確認することが重要です．

①相対的指標の信頼区間

　リスク比，ハザード比，オッズ比など相対的効果の指標は，1 よりも大きければ，アウトカムが起きるリスクが大きいことを意味します．1 より小さければ，アウトカムが起きるリスクが小さいことを意味します．95%信頼区間が 1 をまたぐと 5% 水準で統計的に有意ではない，ということになります．

相対的効果指標の使用例

　分娩第3期の臍帯牽引による胎盤排出と，胎盤の自然排出を促す方法のどちらが良いかを検証するために，ランダム化比較試験が実施されました[44]．対象は，高度な機能を有する医療機関において，妊娠35週以上の単胎妊娠で経膣分娩を計画している18歳以上の女性，とされました．アウトカムは，産後出血（500mL以上の出血）の有無でした．

　試験の結果，産後出血は，介入群（臍帯牽引）2,005人のうち196人（9.8%），対照群（胎盤の自然排出）では2,008人のうち206人（10.3%）に認められました．リスク比は 9.8÷10.3＝0.95，95%信頼区間は 0.79～1.15 となり，1をまたいでいるため統計的に有意差はなく，産後出血リスクに差があるとは言えないと結論付けられました．

②絶対的指標の信頼区間

　リスク差や発生率差のような絶対的効果の指標は，0よりも大きければアウトカムが起きるリスクが大きいことを意味します．0より小さければ，アウトカムが起きるリスクが小さいことを意味します．95%信頼区間が0をまたぐと5%水準で統計的にも有意ではないと判定されます．

統計的有意差と臨床的意義

　P 値からわかることは，統計的な有意差があるかどうかのみです．臨床的に意義のある差かどうかは判断できません[2]．多くの医療者がこのことに理解が及んでいないかもしれません．実例でこの問題について確認してみましょう．

　簡単な皮膚科手術後の創傷感染予防として，クロラムフェニコール軟膏の単回塗布に効果があるかどうかを検証するランダム化比較試験が行われました[45]．感染リスクの高い縫合部位に，介入群（488例）にはクロラムフェニコール軟膏が単回塗布され，対照群（484例）にはパラフィン軟膏が単回塗布されました．その結果，術後の感染発生割合は，介入群6.6%，対照群11.0%でした．

　リスク差は－4.4%（＝6.6%－11%）であり，0より小さいため，介入群でリスクが小さいと言えます．

　95%信頼区間は，－7.9%から－0.8%であり，0をまたいでいないため，統計的に有意差があると結論付けられました．

　介入群と対照群のリスク比は0.6倍（＝6.6%/11%）であり，感染リスクが40%減少したと解釈できるため，効果がかなり大きいように感じられます．しかし，リスク差は－4.4%であり，相対的効果の指標で検討するよりも効果は小さく感じるかもしれません．

　実際に，この研究を行った研究者自身が，「感染発生低下を統計的有意に証明できたが，臨床的に意義のある差ではなかった」と結論づけています．

　このように，臨床的意義があるかどうかは統計的な結果のみから判断されるものではなく，臨床的判断の問題です．アウトカム自体の重要性，効果の大きさと信頼区間を確認して，「比較された両群の違いは十分に価値のあるものなのか？」という問いに答えることで臨床的意義を検討します（図3-3）．

その一方で，かつてに比べれば医療の質は格段に改善しており，大きな効果を示すような画期的な発見は非常に少なくなっています．そのため，小さな効果を示す研究結果から意思決定を求められる場面は増えています．

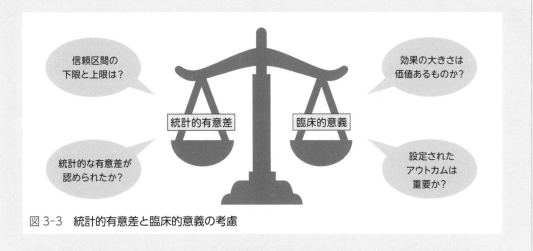

信頼区間の
下限と上限は？

効果の大きさは
価値あるものか？

統計的有意差

臨床的意義

統計的な有意差が
認められたか？

設定された
アウトカムは
重要か？

図 3-3 統計的有意差と臨床的意義の考慮

6 サブグループ解析

サブグループ解析（subgroup analysis）とは，対象集団をある特性（男女，年齢層，危険因子の有無など）によって分割し，それぞれのサブグループでアウトカムを評価する解析です．サブグループ解析の目的は，特定のサブグループでは効果があるかどうか（効果の異質性），全体の結果と効果の大きさが変わらないか（効果の一貫性）などを検討することです[46]．

しかし，サブグループ解析の結果の解釈には注意が必要です．研究集団全体の結果が重視され，サブグループ解析の結果を強調されるべきではありません[47]．論文を読むに当たっては，研究の計画段階でサブグループ解析が計画されていたかを確認することも重要です[48]．また，統計的有意差の有無に関わらず，結果を懐疑的に捉えることが推奨されます[49]．

1）サンプルサイズおよび検出力の問題

サブグループの対象者数は，全体の研究対象者数よりも少なくなります．ランダム化比較試験では，集団全体でアウトカムを評価するために必要なサンプルサイズ設計を行います．そのため，サブグループ解析ではそもそも統計的な検出力が足りない可能性が高くなります[47]．サブグループ解析が必要な場合には，研究計画段階でサブグループ解析に必要なサンプルサイズが考慮されている必要があります．

2）多重比較の問題

数多くのサブグループ解析を繰り返している場合，それぞれの結果を都合よく解釈してはなりません．このような**多重比較**はデータの浚渫（しゅんせつ・どぶさらい）やチェリーピッキング（いいところどり）につながります．特に，検定を繰り返すほど，偶然に有意差を認める可能性が高まり，誤った解釈につながる危険性もあります[50]．

3）報告バイアスの問題

サブグループ解析は，都合のよい結果だけが

提示される可能性もあります[51]．特に，主要な解析結果では効果が認められなかったのに，サブグループ解析では効果が認められた場合は注意が必要です[52]．

ミルクティーは紅茶が先か？　ミルクが先か？

　1920 年代のイギリスで，ある日の昼下がり，大学教授たちとその夫人らがアフタヌーンティーを楽しんでいました．ある婦人が，「ミルクティーは，ミルクを先にカップに注ぐのと，紅茶を先にカップに注ぐのとで，味に違いが出る」と語りました．皆が，「そんなことはあり得ない，同じだろう」と考えたことでしょう．

　その場にいたロナルド・フィッシャー（コラム 2 を参照）は，実験を提案しました[53]．淹れ方を隠したうえで，この婦人にどちらの方法で作られたミルクティーか当ててもらう，という実験です．それぞれの淹れ方で 4 杯ずつの紅茶を用意し，ランダムに提供し，飲み分け実験が行われました．その結果，この婦人は 8 杯ともすべて正解を言い当てました．

　8 杯の紅茶をランダムに提供する組み合わせは 70 通り（$=_8C_4$）存在します．帰無仮説を「婦人の判断は正しくない」とすると，すべてを言い当てる確率（P 値）は $1/70=0.014$ となります．このことから「婦人の判断は正しくない」という帰無仮説は棄却されることになります．なお，どちらの淹れ方が美味しいのかについて結論は出ていないそうです．

　ともあれ，上記の挿話は，イギリス人が本当に紅茶を愛していることを示唆するものでしょう．筆者がかつて看護師として，緊急入院したイギリス人の高齢男性を受け持った際，「毎朝，紅茶を出してくれ」とお願いされたことを思い出します．

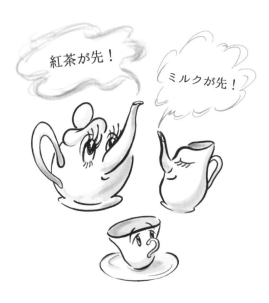

引用文献

1) Lash TL, VanderWeele TJ, Haneause S, et al. : Modern Epidemiology, 4th ed. Wolters Kluwer Health, Philadelphia, 2021

2) Grimes DA, Schulz KF : Bias and causal associations in observational research. Lancet 359（9302）: 248-252, 2002

3) Ioannidis JP : Exposure-wide epidemiology : revisiting Bradford Hill. Stat Med 35（11）: 1749-1762, 2016

4) 麻生将太郎，森田光治良著，康永秀生監：医学論文，わからないのは統計だけ？肝心要の研究デザインがわかる本．新興医学出版社，東京，2021

5) Delgado-Rodriguez M, Llorca J : Bias. J Epidemiol Community Health 58（8）: 635-641, 2004

6) Sedgwick P : Bias in observational study designs : cross sectional studies. BMJ 350 : h1286, 2015

7) Rothman KJ, Greenland S, Lash TL : Modern Epidemiology, 3rd ed. Lippincott Williams & Wilkins, Philadelphia, 2008

8) Rich MW, McSherry F, Williford WO, et al. : Effect of age on mortality, hospitalizations and response to digoxin in patients with heart failure : the DIG study. J Am Coll Cardiol 38（3）: 806-813, 2001

9) Ziff OJ, Lane DA, Samra M, et al. : Safety and efficacy of digoxin : systematic review and meta-analysis of observational and controlled trial data. BMJ 351 : h4451, 2015

10) Mann JI, Vessey MP, Thorogood M, et al. : Myocardial infarction in young women with special reference to oral contraceptive practice. Br Med J 2（5965）: 241-245, 1975

11) Schwingl PJ, Ory HW, Visness CM : Estimates of the risk of cardiovascular death attributable to low-dose oral contraceptives in the United States. Am J Obstet Gynecol 180（1 Pt 1）: 241-249, 1999

12) Roach RE, Helmerhorst FM, Lijfering WM, et al. : Combined oral contraceptives : the risk of myocardial infarction and ischemic stroke. Cochrane Database Syst Rev 2015（8）: CD011054, 2015

13) Agoritsas T, Merglen A, Shah ND, et al. : Adjusted analyses in studies addressing therapy and harm : users' guides to the medical literature. JAMA 317（7）: 748-759, 2017

14) Rothman KJ : Epidemiology : An Introduction, 2nd ed. Oxford University Press, Oxford, 2012

15) Hulley SB, Cummings SR, Browner WS, et al. : Designing Clinical Research, 4th ed. Lippincott Williams & Wilkins, Philadelphia, 2013

16) Ware JE Jr, Sherbourne CD : The MOS 36-item short-form health survey（SF-36）. I. Conceptual framework and item selection. Med Care 30（6）: 473-483, 1992

17) Kim ESH, Samuels TA, Yeh HC, et al. : End-Digit preference and the quality of blood pressure monitoring in diabetic adults. Diabetes Care 30(8) : 1959-1963, 2007

18) 日本高血圧学会高血圧治療ガイドライン作成委員会編：高血圧治療ガイドライン 2019. 日本高血圧学会，東京，2019

19) Altman DG, Schulz KF, Moher D, et al. : The revised CONSORT statement for reporting randomized trials : explanation and elaboration. Ann Intern Med 134（8）: 663-694, 2001

20) Weinfurt KP, Reeve BB : Patient-reported outcome measures in clinical research. JAMA 28（5）: 472-473, 2022

21) Ferreira-Gonzalez I, Busse JW, Heels-Ansdell D, et al. : Problems with use of composite end points in cardiovascular trials : systematic review of randomised controlled trials. BMJ 334（7597）: 786, 2007

22) Cordoba G, Schwartz L, Woloshin S, et al. : Definition, reporting, and interpretation of composite outcomes in clinical trials : systematic review. BMJ 341 : c3920, 2010

23) Micheel CM, Ball JR : Evaluation of Biomarkers and Surrogate Endpoints in Chronic Disease. National Academic Press, Washington DC, 2010

24) Svensson S, Menkes DB, Lexchin J : Surrogate outcomes in clinical trials : a cautionary tale. JAMA Intern Med 173（8）: 611-612, 2013

25) Downing NS, Aminawung JA, Shah ND, et al. : Clinical trial evidence supporting FDA approval of novel therapeutic agents, 2005-2012. JAMA 311（4）: 368-377, 2014

26) Yudkin JS, Lipska KJ, Montori VM : The idolatry of the surrogate. BMJ 343 : d7995, 2011

27) Fleming TR, Powers JH : Biomarkers and surrogate endpoints in clinical trials. Stat Med 31（25）: 2973-2984, 2012

28) Rodriguez-Gutierrez R, Gonzalez-Gonzalez JG, Zuniga-Hernandez JA, et al. : Benefits and harms of intensive glycemic control in patients with type 2 diabetes. BMJ 367 : l5887, 2019

29) 厚生労働科学研究における利益相反（Conflict of Interest：COI）の管理に関する指針（平成 20 年 3月 31 日科発第 0331001 号厚生科学課長決定）. 2008（https://www.mhlw.go.jp/general/seido/kousei/i-kenkyu/rieki/txt/sisin.txt）

30) Als-Nielsen B, Chen W, Gluud C, et al. : Association of funding and conclusions in randomized drug trials : a reflection of treatment effect or adverse events? JAMA 290（7）: 921-928, 2003

31) Bekelman JE, Li Y, Gross CP : Scope and impact of financial conflicts of interest in biomedical research : a systematic review. JAMA 289（4）: 454-465, 2003

第3章

32) PLOS Medicine Editors : Does conflict of interest disclosure worsen bias? PLoS Med 9 (4) : e1001210, 2012

33) Schoenthaler M, Miernik A, Wilhelm K, et al. : Level of evidence, sponsorship, conflict of interest policy and commercial impact of PubMed-listed clinical urolithiasis-related trials in 2014. BJU Int 117 (5) : 787-792, 2016

34) Amber KT, Dhiman G, Goodman KW : Conflict of interest in online point-of-care clinical support websites. J Med Ethics 40 (8) : 578-580, 2014

35) Tikkinen KAO, Guyatt GH : Understanding of research results, evidence summaries and their applicability-not critical appraisal-are core skills of medical curriculum. BMJ Evid Based Med 26 (5) : 231-233, 2021

36) Barratt A, Wyer PC, Hatala R, et al. : Tips for learners of evidence-based medicine: 1. Relative risk reduction, absolute risk reduction and number needed to treat. CMAJ 171 (4) : 353-358, 2004

37) Schmidt CO, Kohlmann T : When to use the odds ratio or the relative risk? Int J Public Health 53 (3) : 165-167, 2008

38) Meurer WJ, Tolles J : Logistic regression diagnostics : understanding how well a model predicts outcomes. JAMA 317 (10) : 1068-1069, 2017

39) Holcomb WL Jr, Chaiworapongsa T, Luke DA, et al. : An odd measure of risk : use and misuse of the odds ratio. Obstet Gynecol 98 (4) : 685-688, 2001

40) Stokes L : Sample size calculation for a hypothesis test. JAMA 312 (2) : 180-181, 2014

41) Wang X, Ji X : Sample size estimation in clinical research : from randomized controlled trials to oservational sudies. Chest 158 (1S) : S12-S20, 2020

42) Norman G, Monteiro S, Salama S : Sample size calculations : should the emperor's clothes be off the peg or made to measure? BMJ 345 : e5278, 2012

43) Sedgwick P : Clinical significance versus statistical significance. BMJ 348 : g2130, 2014

44) Deneux-Tharaux C, Sentilhes L, Maillard F, et al. : Effect of routine controlled cord traction as part of the active management of the third stage of labour on postpartum haemorrhage : multicentre randomised controlled trial (TRACOR). BMJ 346 : f1541, 2013

45) Heal CF, Buettner PG, Cruickshank R, et al. : Does single application of topical chloramphenicol to high risk sutured wounds reduce incidence of wound infection after minor surgery? Prospective randomised placebo controlled double blind trial. BMJ 338 : a2812, 2009

46) Pocock SJ, Assmann SE, Enos LE, Kasten LE. Subgroup analysis, covariate adjustment and baseline comparisons in clinical trial reporting: current practice and problems. Stat Med. 2002;21 (19): 2917-2930.

47) Wittes J : On looking at subgroups. Circulation 119 (7) : 912-915, 2009

48) Kasenda B, Schandelmaier S, Sun X, et al. : Subgroup analyses in randomised controlled trials : cohort study on trial protocols and journal publications. BMJ 349 : g4539, 2014

49) Sun X, Ioannidis JP, Agoritsas T, et al. : How to use a subgroup analysis : users' guide to the medical literature. JAMA 311 (4) : 405-411, 2014

50) Schulz KF, Grimes DA : Multiplicity in randomised trials II: subgroup and interim analyses. Lancet 365 (9471) : 1657-1661, 2005

51) Dwan K, Altman DG, Clarke M, et al. : Evidence for the selective reporting of analyses and discrepancies in clinical trials : a systematic review of cohort studies of clinical trials. PLoS Med 11 (6) : e1001666, 2014

52) Sun X, Briel M, Busse JW, et al. : The influence of study characteristics on reporting of subgroup analyses in randomised controlled trials : systematic review. BMJ 342 : d1569, 2011

53) Salsburg D 著, 竹内惠行, 熊谷悦生訳 : 統計学を拓いた異才たち－経験則から科学へ進展した一世紀－. 日本経済新聞社, 東京, 2006

第4章

EBM/Nの Step 3: ②研究デザインを把握しよう

Key Point

- ✓ 研究デザインは，介入研究（interventional study），観察研究（observational study），レビュー（review）に大別される．
- ✓ ランダム化比較試験は，治療や予防の介入効果を検証するための最も内的妥当性が高い研究デザインである．
- ✓ コホート研究は，対象集団を一定期間観察し，アウトカムの発生や自然経過を観察する研究デザインである．「実態把握 / 記述」や「病因 / リスク」，「予後 / 予測」の疑問に適している．
- ✓ 症例対照研究は，「病因 / リスク」の疑問に適した研究デザインである．
- ✓ 横断研究は，ある1時点のデータを利用し，「実態把握 / 記述」の疑問に適した研究デザインである．
- ✓ 症例報告や症例シリーズは，稀な疾患の自然経過・治療経過などを記述する．未知の法則の発見や新たな仮説の構築につながる可能性がある．
- ✓ システマティックレビューは，特定の臨床的疑問に対して，原著論文を網羅的に収集し，系統的に評価し，結果を要約する手法である．
- ✓ 診断・検査法の有用性を評価する研究を診断研究という．
- ✓ 各個人が持つ特徴に基づいてアウトカムを予測するモデルを臨床予測モデルと呼ぶ．
- ✓ 質的研究は，患者の体験した病気や治療，その回復過程の現象の理解などに重点を置く．

1 研究デザインを把握しよう

1 研究デザインの分類

この章では，エビデンスの元となる情報源に触れる際や論文の批判的吟味を行う際に，理解しておくことが望まれる研究デザインの基礎知識を解説します．

EBM/N では，臨床疫学という学問体系に基づいて実施された臨床研究から得られたエビデンスを利用します．臨床疫学で主に用いられる研究デザインは，**介入研究**（interventional study），**観察研究**（observational study），**レビュー**（review）に分かれます（**図 4-1**）．

介入研究は主に**ランダム化比較試験**（randomized controlled trial：RCT）が該当します．観察研究は，**記述的研究**（descriptive study）と**分析的研究**（analytic observational study）に分かれます．

記述的研究は，**症例報告**（case report）や**症例シリーズ研究**（case series study），**横**断研究（cross-sectional study）や**コホート研究**（cohort study）が該当します．また，数量で表現できないような現象を説明する**質的研究**（qualitative research）も記述的研究に該当します．

分析的研究は，集団における要因と結果の関連性を確かめることを目的とし，**横断研究**，**コホート研究**，**症例対照研究**（case-control study）などが含まれます．横断研究とコホート研究は，記述的研究でも分析的研究でも用いられます．

レビューは，6S モデルの「統合」（詳細は，第 2 章 **2** を参照）と同義です．同じテーマを扱った原著論文を収集して結果を要約するものであり，主に**システマティックレビュー**（systematic review）が該当します．

第 1 章 **2** の表 1-2 を再掲します（**表 4-1**）．疑問の型によって，利用される研究デザインが異なります．

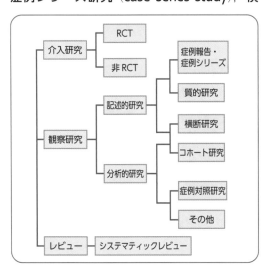

図 4-1　研究デザインの分類

表 4-1　研究目的（疑問の型）と利用できる研究デザイン

疑問の型	利用可能となる主な研究デザイン
治療介入 / 予防	ランダム化比較試験などの介入研究，コホート研究などの観察研究
病因 / リスク	コホート研究，症例対照研究などの観察研究
予後 / 予測	コホート研究，横断研究
診断	横断研究
実態把握 / 記述	症例報告・症例シリーズ研究，横断研究，コホート研究
意味	質的研究

88002-130 **JCOPY**

2　ランダム化比較試験

　ランダム化比較試験（RCT）は，研究対象集団を介入群と対照群にランダムに割り付け，介入の効果を検証する研究デザインです（図4-2）．

　ランダム割り付け（random allocation）により，群間の特性（背景因子や交絡因子）の分布が均質化されることが期待されます．そのため，群間の系統的な違いは介入を受けるかどうかだけとなり，アウトカムに違いがあればそれは介入の効果とみなすことができます．RCTは，治療や予防の介入効果を検証する上で，最も内的妥当性の高い研究手法とされます．RCTの結果を評価するに当たって，割り付けが適切な手順に則って行われているかに加えて，割り付けの後に**バイアス**（bias）が発生していないか注意が必要です．介入効果を検証する上で，対照群が置かれる状況が，①従来型の治療なのか，②**プラセボ**（placebo），すなわち試験薬に似せて作られた偽薬を用いた無治

療なのか，③プラセボを用いない無治療なのか，などの確認も必要です．

1）盲検化と割り付けの隠蔽

　RCTでは，研究参加者および研究実施者の両者とも，介入群と対照群のどちらに割り付けられたのかわからないように**盲検化**（blind）することがあります．さらに，研究参加者をランダム割り付けする時点で，次の人がどちらの群になるのかわからないようにする**割り付けの隠蔽**（allocation concealment）も行われます．

　研究参加者または研究実施者に割り付け状況を知られてしまうと，試験中の行動やアウトカムの測定が群間で異なり，介入効果の推定値にバイアスが混入してしまうことがあります．そうなると，RCTの利点が失われる可能性があります．

　研究参加者と研究実施者の両者とも割り付け状況がわからない状態を**二重盲検**（double-

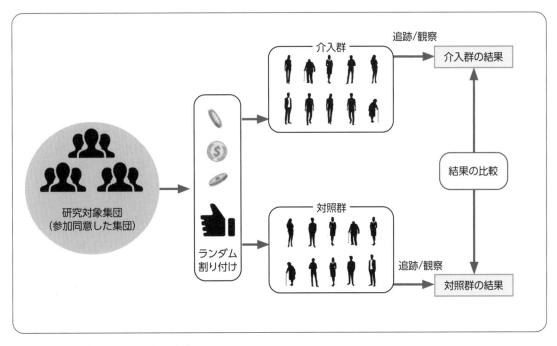

図 4-2　ランダム化比較試験のデザイン

blind）と呼びます．研究参加者・研究実施者・統計解析実施者の三者とも盲検化が保たれている場合，**三重盲検（triple-blind）** と呼ばれます．

ただし，手術手技，リハビリテーション，医療機器の使用など，どのような介入を行っているか見えてしまう場合は，割り付けの隠蔽は困難です．

盲検化が難しい場合，**オープンラベル（openlabel）研究** が行われ，**PROBE（prospective randomized open-labeled blinded endpoint）** という手法がよく用いられます．PROBEでは，研究参加者と研究実施者の両者から発生するバイアス（実行バイアスや検出バイアスなど）によって，誤った結果を導く可能性があります．特に，研究実施者や患者の判断によって評価が変わる可能性のあるソフトアウトカム（痛みなどの自覚症状）は，PROBEで評価すべきではないとされます．

2）ランダム化比較試験における統計解析

RCTでは，合併症発生や継続参加拒否による脱落がおこることがあります．また，対照群に割り付けられた研究参加者が自らの意志で介入を受けてしまうこともあります．統計解析は，研究開始時点の割り付け状況に基づいて解析を行う**治療企図解析（Intention-To-Treat Analysis：ITT解析）** と，実際に行われた介入内容を元に解析を行う**As-treated解析**，割り付けられたプロトコルから逸脱することなく治療に従った研究参加者のみで解析を行う**Per-protocol解析**が存在します（図4-3）[1]．このなかで，ITT解析を主解析とすることが推奨されます[2]．ITT解析には，ランダム割り付けの利点が保たれ，介入効果の過大評価が防止されるなどの利点があるためです．

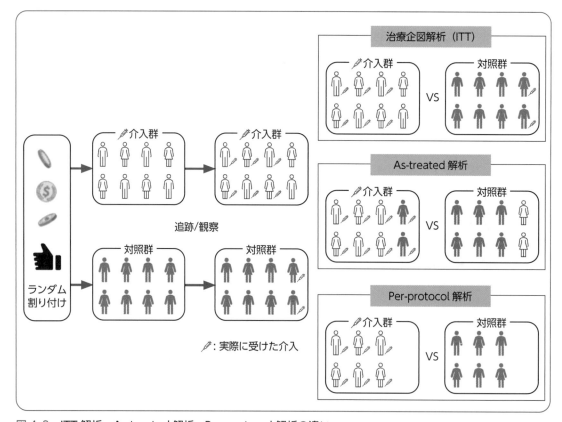

図4-3　ITT解析，As-treated解析，Per-protocol解析の違い

!　**Case に学ぶ**

RCT の例：急性期患者の褥瘡予防に対するウェアラブル患者センサーの有効性 [3]

ウェアラブル患者センサーの使用が褥瘡予防に有効であるか，RCT により検証されました．

　対象は，アメリカの大学病院の集中治療室 (ICU) に入室した患者です．介入群では患者の体位を測定してフィードバックするウェアラブル患者センサー Leaf 患者モニタリングシステム (Leaf Healthcare, Inc.) が用いられました．胸骨にアクティブセンサーが装着され，体位交換の質，患者の現在位置，次の体位変換までの時間に関する中継情報が，医療者のパソコンにリアルタイムでフィードバックされました．2 時間ごとに 20°の側臥位の体位交換が行われない場合はアラートが表示されるプロトコルが設定されました．体位変換が行われるとアラートはリセットされ，次の体位変換までの時間が表示されました．対照群では，通常どおりの褥瘡予防ケアが実施されました．

> 疑問の型：「治療介入 / 予防 (Treatment/Prevention)」
> Ｐ：アメリカの大学病院の ICU に入室した患者
> Ｉ：ウェアラブル患者センサーを用いた褥瘡予防ケア
> Ｃ：通常の褥瘡予防ケア
> ∩：院内での褥瘡発生

　介入群 659 人と対照群 653 人が研究に参加し，介入群では対照群に比べて ICU 入室中の褥瘡発生割合が有意に低い結果となりました〔5 人 [0.7 %] 対 15 人 [2.3 %]（オッズ比 = 0.33, 95 % 信頼区間：0.12 〜 0.90, P = 0.031）〕．この研究結果から，ウェアラブルデバイスからのフィードバックによってケアの質が向上し，褥瘡発生が減少することが示唆されました．

表 4-2　ランダム化比較試験で注意すべきバイアス

選択バイアス	割り付けバイアス (allocation bias) [4]	研究参加者を介入群と対照群にランダムに割り付ける際，適切な手順を取らないことによって介入群と対照群に系統的な差が生じるバイアス．
	参加者減少バイアス (attrition bias) [5]	研究開始後に脱落する参加者によって，集団の特徴が比較する群間で異なることによって生じるバイアス．一般に，5 %程度の脱落率ではバイアスの影響は少なく，20 %以上であれば結果の妥当性に重大な懸念が生じるとされる [6]．
	実行バイアス (performance bias) [7]	①研究参加者が割り付けを知りうる状況で，治療群は積極的に参加するようになり，対照群は積極的に参加しないばかりか脱落することによるバイアス． ②介入を行う研究実施者側が割り付けを知りうる状況で，介入群に肩入れした治療（より積極的または丁寧な治療）を行なうことで生じるバイアス．
情報バイアス	検出バイアス (detection bias) [8]	研究参加者・研究実施者・統計解析実施者が割り付けの状況を知っていることで，アウトカム評価がゆがめられるバイアス．
	ホーソン効果 (Hawthorne effect) [9]	他人に見られることで，普段とは違う行動をとることによるバイアス．例えば，研究実施者に監視されることで，介入以外の行動が変化し，結果に影響する．

第4章

3) ランダム化比較試験で注意すべきバイアス

RCT であっても，バイアスの影響によって結果が歪められる可能性があります（**表 4-2**）．

4) ランダム化比較試験の限界点

RCT は，倫理的・費用的な問題で実施自体が困難であったり，長期間の試験や大規模試験が困難であったりします．例えば，稀にしか発生しないアウトカムの場合や，先行の観察研究で利益が得られる見込みが確認されない場合，RCT の実施は困難です．

介入の効果を厳密に検証するために，高齢者や未成年者，併存症や他の治療を受けている患者などが除外されます．これにより内的妥当性は保たれる一方で，外的妥当性が犠牲になります．

3 コホート研究

コホート（cohort）とは「集団」を意味する用語です．**コホート研究**（cohort study）では，対象となる集団における，アウトカム発生や疾患の自然経過を一定期間観察します．そのためコホート研究は，集団における疾患・病態の自然史を理解するのに特に優れています．これは集団において「実態把握」を行う記述的研究に該当します．また，曝露要因の有無などによってコホートを層別化し，アウトカム発生や経過を比較します．これは，「病因/リスク」や「予後」の疑問に答えるものです．

コホートとして，ある地域の一般人口集団を対象とする**住民ベースコホート**（population-based cohort），出生した子供を対象とする**出生コホート**（birth cohort），特定の職業集団を対象とする**職業コホート**（occupational cohort），特定の疾病を持つ患者を対象とする**疾病コホート**（disease cohort）などがあります．

1) 前向きコホート研究

コホート研究には，**前向きコホート研究**（prospective cohort study）と**後ろ向きコホート研究**（retrospective cohort study）があります（**図 4-4**）．

前向きコホート研究は，研究対象集団を組み入れた後にコホートを追跡・観察してアウトカ

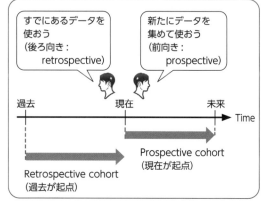

図 4-4　前向きコホート研究と後ろ向きコホート研究の違い

ムの発生を確認する研究です．代表的な前向きコホート研究として，フラミンガムハートスタディ（1948 年～）は，米国のボストン郊外フラミンガムの住民約 5,000 人を対象に，心血管疾患のリスク要因を調査することを目的とする前向きコホート研究です[10]．久山町研究（1961 年～）は，福岡県久山町の住民約 8,000 人を対象に，生活習慣病の実態やリスク要因を調査することを目的とする前向きコホート研究です[11]．これらの研究は現在も継続されています．

職業コホートとしては，看護師 10 万人を対象に，職業生活環境や栄養，血中のホルモン値の状況等の慢性疾患への影響を調査する Nurses' Health Study（1976 年～）が有名です[12]．

88002-130

ただし，このような大規模で長期間の追跡を行うコホートではなくても，例えば「ある 1 施設に入院したがん患者の集団を退院まで追跡した研究」なども，立派なコホート研究といえます．コホート研究は規模の大小や追跡期間の長短を問いません．日本の全国ウツタイン統計（救急蘇生統計）という前向きコホート研究[13]は，院外心停止で救急搬送された全国の患者が含まれる大規模研究ですが，個々の患者の追跡期間は 1 ヵ月です．

! Case に学ぶ

前向きコホート研究の例：食事などの生活習慣と排卵障害による不妊症の関連[14]

　Nurses' Health Study のコホートを 8 年間前向きに追跡し，不妊症の既往のない女性看護師 17,544 人について，食事などの生活習慣の違いによって排卵障害による不妊症発症割合に差があるか調査されました．

> 疑問の型：「病因 / リスク (Etiology/risk)」
> P：不妊症の既往のない女性看護師 17,544 人
> I：適切な生活習慣
> C：不適切な生活習慣
> O：排卵障害による不妊症

　調査の結果，トランス脂肪酸，低脂肪乳製品，動物性タンパク質，ソフトドリンク，グリセミック負荷の高い食物の摂取習慣は，無排卵による不妊症の高い割合と関連していることが示されました．反対に，葉酸，非ヘム鉄，高脂肪乳製品，植物性タンパク質の摂取習慣は，不妊症の低い割合と関連していました．さらに，適切な食習慣（いわゆる妊活食），体重管理，身体活動を組み合わせた生活習慣は，排卵障害による不妊のリスクの 69 ％減少と関連していることも示されました．

2）後ろ向きコホート研究

　後ろ向きコホート研究は，過去のある時点で研究とは別の目的で収集されたデータを用いる研究です．後ろ向きという言葉から「結果→要因」の順に調べると誤解されがちですが，あくまで研究の起点が過去であるだけです．「過去の要因→それよりも先の結果」の時間関係になるようにデータを整理して研究に利用します．

　代表的な後ろ向き研究として，患者集団の過去の診療録をレビューする研究があります．単施設ないし多施設で，過去に特定の治療を受けた患者の入院経過を調査する，といった研究です．

　診療報酬データなどの**リアルワールドデータ（real world data：RWD）**を活用した後ろ向きコホート研究もあります[15]．RWD を活用した研究は 2000 年代頃から盛んになっています．全国規模の診療報酬データや，多施設の電子カルテデータなど，大規模データの活用例が増えています．

　多くの後ろ向きコホート研究は，過去に別の目的のために収集されたデータを使用するため，データ項目や測定方法を研究者が制御することはできません．そのため，特に情報バイアスが問題となります．

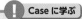

後ろ向きコホート研究の例：看護体制の充実度と術後の院内骨折発生の関連 [16]

　日本の約 1,000 施設の DPC (Diagnosis Procedure Combination) 病院から収集されるリアルワールドデータを用いて，がんおよび心臓の待機手術患者 77 万 373 人を対象に，看護体制の充実度（稼働病床 100 床あたり看護師数）と術後の院内骨折発生の関連が調査されました．

> 疑問の型：「予防 (Prevention)」
> Ｐ：日本の DPC 病院でがんおよび心臓の待機手術を受けた患者 77 万 373 人
> Ｉ：看護体制の充実度が高い
> Ｃ：看護体制の充実度が低い
> Ｏ：術後の院内骨折発生

　看護体制の充実度は，稼働病床 100 床あたり看護師数により 4 群に分けられました．

　全体での術後骨折発生割合は 0.09 %，最も看護体制が充実していないグループ 1 では 0.11%，最も看護体制が充実しているグループ 4 では 0.06% でした．

　多変量ロジスティック回帰分析の結果，グループ 1 を基準とするグループ 4 のオッズ比は 0.67 (95% 信頼区間：0.44 ～ 0.99) となりました．本研究の結果から，患者の背景要因や施設要因を調整したうえで，看護体制の充実度と院内骨折発生減少が関連していることが明らかになり，術後有害事象の防止に対して看護体制を充実させることの重要性が示唆されました．

より深く学ぶための ワンポイント

ヘルスサービスリサーチとは？

　ヘルスサービスリサーチの中心的組織である AcademyHealth によれば，「ヘルスサービスリサーチとは，社会的要因・報酬制度・組織構造やプロセス・医療技術・個人の行動が，医療へのアクセス，医療の質やコスト，最終的には健康や安寧（well-being）にどのような影響を与えているかを科学的に研究する学際的分野」とされます [17]．医療介護サービスの質の評価，医療経済分析，医療サービス資源配分や財政分析に至るまで幅広くカバーされます．

　国際的に有名なドナベディアンモデルでは，医療の質を，構造（structure）・過程（process）・アウトカム（outcome）の 3 つの視点から評価します [18]．構造には，医療従事者の人数や配置，医療機器・設備の充実度などが含まれます．看護体制の充実度を示す具体的な指標として，①患者あたりの看護師数，②高度な教育を受けた看護師の配置，③職場環境などの項目が挙げられます [19]．

　看護体制の充実度が患者アウトカムに与える影響を研究するために，RCT を行うことは不可能なため，コホート研究を中心とした観察研究による検証が必要になります．近年のヘルスサービスリサーチでは，本書の範囲を超える高度な研究デザインや統計手法が利用されるようになっています [20]．

3）コホート研究で注意すべきバイアス

第3章で解説したとおり，観察研究では特に交絡に注意する必要があります．

例えば，運動習慣の有無とその後の健康状態の関連を調査する場合を考えてみましょう．運動習慣のある人はそもそも健康に対する意識が高く，喫煙をせず，飲酒もほどほどであるなど，運動習慣のない人とは他の点でも多くの違いがあります．これらはすべて交絡因子になりえます．

交絡の他に，選択バイアス，情報バイアスにも注意すべきです（**表4-3**）．

表4-3　コホート研究における選択バイアス・情報バイアス

選択バイアス	脱落バイアス (loss to follow-up)[21]	前向きコホート研究において，コホート追跡開始後に生じる脱落理由が交絡因子やアウトカムに関連している場合に問題となるバイアス．
	診断疑いバイアス (diagnostic suspicion bias)[22]	前向きコホート研究において，対象者が特定の要因に曝露されていたことを知っている場合に，医療機関への受診頻度や医師の診療行動に影響を与えるバイアス．
	無イベント時間バイアス (immortal time bias)[23]	曝露群と対照群を定義する際に，無イベント時間（アウトカムが起きない観察・追跡期間）が群間で異なることにより生じるバイアス．曝露群におけるアウトカム発生を過小評価し，曝露群に有利な結果が出やすい．
	健康労働者効果 (healthy worker effect)[24]	特定の職業に関連する曝露を調査する際に，対照群を一般集団とすることで生じるバイアス．労働者集団は，そもそも労働を継続できる集団であり，一般集団と比べて健康である．
	ヘルシーユーザー効果 (healthy user effect)[25]	予防サービスを受ける集団は，そもそも健康的な習慣をもつ集団であり，他にも予防的サービスを利用したり，健康的な生活を心がけたりする傾向があることにより生じるバイアス．
情報バイアス	検出バイアス (detection bias)[26]	前向きコホート研究において，研究参加者や研究実施者が研究仮説を知っている場合，曝露の有無によってアウトカム評価の頻度や方法が歪められることにより生じるバイアス．
	誤分類バイアス (misclassification bias)[27]	後ろ向きコホート研究において，曝露の有無やアウトカム発生の有無の情報が誤って記録されている，または記録されていないことにより生じるバイアス．

4　症例対照研究

症例対照研究は，「病因/リスク」の疑問の際に適した研究デザインです．

コホート研究では，集団全員の曝露の有無を確認した後に追跡を開始し，アウトカムが発生するまで追跡を継続します．これに対して症例対照研究は，アウトカムが発生した集団（症例群，case）と発生していない集団（対照群，control）を特定し，過去の曝露状況を2群間で比較する方法です（**図4-5**）．

対照群は，症例群と同数〜4倍程度の人数が選ばれます[28]．症例群と対照群の間で，年齢や性別などの特徴が一致または近い者同士を選択する**マッチング**が行われます．コホート研究と比べて，曝露要因とアウトカムの関連を効率的に推定できます．しかし，コホート研究ではアウトカムの**発生率**（incidence）や**有病割合**（prevalence）を算出できる一方，症例対照研究ではこれらを算出できません．そのため症

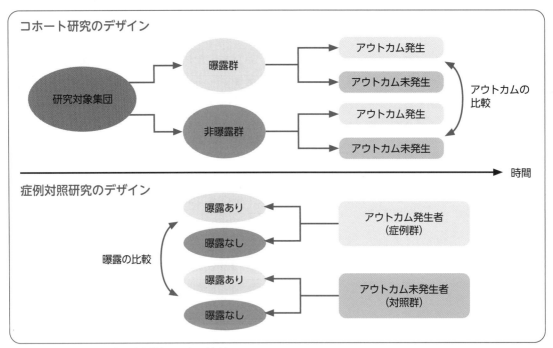

図 4-5　コホート研究と症例対照研究の比較

例対照研究は,「実態把握/記述」の疑問には適しません.

1）症例対照研究の問題点

　過去に行われた症例対照研究は,誤った利用方法が多く,質の低い研究が多いことが問題視されました[29].症例対照研究で最も難しい点は,適切な対照群の設定です.症例対照研究における対照群は,**源集団**（source population）を代表していることが必要です[30].源集団とは,研究対象者が選択される元になる集団です.しかし,源集団を特定することはしばしば困難です.

　例えば,東京都文京区のある病院の救急外来に運ばれた交通事故負傷者を症例とする場合,源集団は「交通事故に遭遇したらその病院に搬送されるであろう集団」と定義されます.しかし,東京都文京区にある他の病院に搬送される患者もいれば,東京の離島からヘリコプターでその病院に搬送されてくる患者も存在します.したがって,源集団を特定することはほぼ不可能です.

　研究者が適切でない対照を選択してしまう場合があります.例えば,大腸がんの病因を調査する症例対照研究において,大腸がんの入院患者を症例とし,対照を同じ病院内に他の疾患で入院した患者から抽出する,といった病院コントロール（hospital-based control）という方法が以前はよく用いられました.他疾患による入院患者は源集団を代表していないため,不適切な方法です[31].

　症例対照研究は,源集団の特定が容易な状況では有効な方法となりえます[32].例えば,外科手術患者における異物の体内遺残のリスク因子[33],手術部位感染のリスク因子[34],入院患者における転倒のリスク因子[35],集中治療室（ICU）における人工呼吸器関連肺炎の病因[36]などは,症例対照研究で検証可能です.これらの研究は,病院内や施設内で発生する有害事象を症例として設定しているため,源集団は同じ施設の患者または入居者全員とすることができます.

88002-130　JCOPY

❗ Case に学ぶ

症例対照研究の例：入院患者のクロストリジウム - ディフィシル感染症の病因 [37]

　クロストリジウム - ディフィシル感染症発生のリスク因子として，抗菌薬の使用が知られています．抗菌薬の投与の時期によってリスクが異なるかについて，症例対照研究が実施されました．

> 疑問の型：「病因 / リスク (Etiology/Risk)」
> P：オランダの 9 医療施設の入院患者
> I：抗菌薬投与とその時期
> C：抗菌薬投与なし
> O：クロストリジウム - ディフィシル感染症

　入院中に下痢が発生し，クロストリジウム - ディフィシル抗原・トキシンが陽性であった患者 337 人を症例として特定し，下痢をしていない入院患者 337 人 (入院施設と病棟，入院時期をマッチング) を対照に設定しました．その結果，症例群は対照群に比べて，下痢発生前の 1 ヵ月間に高頻度に抗菌薬を投与されていました (77 % 対 49 %)．抗菌薬投与中および投与中止後 1 ヵ月間のクロストリジウム - ディフィシル感染症のリスクは約 7 ～ 10 倍になっていました．このリスクは抗菌薬投与から時間がたつにつれて減少したものの，抗菌薬中止 3 ヵ月後まで観察されました (オッズ比 2.72；95% 信頼区間 1.20 ～ 6.15)．以上から，特に抗菌薬投与から 3 ヵ月間はクロストリジウム - ディフィシル感染症に注意を払う必要がある，と結論づけられました．

2）コホート内症例対照研究

　コホート内症例対照研究 (nested case-control study) は，まずコホート集団を追跡し，アウトカムが発生した症例を同定するとともに，対照を同じコホートの中から選択するという方法です [38]．はじめにコホート集団を設定するため源集団の特定は容易であり，症例対照研究で問題となる選択バイアスの問題を回避できます [39]．症例と対照の抽出後に，凍結した保存検体を検査する，追加の聞き取り調査をするなどの必要がある場合，コホート全体を調査するよりも労力やコストが少なくなります [39]．

❗ Case に学ぶ

コホート内症例対照研究の例：インスリン様成長因子 I の血中濃度と乳がん発症の関連 [40]

　血中のインスリン様成長因子 I (IGF-I) 濃度と乳がん発症の関連は，動物実験で確認されています．人の集団におけるリスクの有無を調査するため，Nurses' Health Study の一環でコホート内症例対照研究が行われました．

> 疑問の型：「病因 / リスク (Etiology/Risk)」
> P：43 ～ 69 歳の女性看護師 3 万 2,826 人
> I：血中 IGF-I 濃度高値
> C：血中 IGF-I 濃度低値
> O：乳がん発症

第 4 章

43〜69歳の女性看護師3万2,826人に対して健康関連情報の聞き取りと血液採取が行われ，血液検体が凍結保存されました．その集団を追跡し，乳がんの診断を受けた女性397人の症例が同定されました．各症例に対して，誕生年，採血年月，閉経状態，採血時のホルモン補充療法の有無をマッチングさせた対照者620人が選ばれました．計1,017人の保存検体を用いて血中のIGF-I濃度が検査されました．

多変量解析によって初潮年齢，閉経年齢，第一子出産時年齢，分娩回数，乳がん家族歴，Body Mass Indexを調整した結果，IGF-I低値群と比較して，高値群では乳がんのリスクが有意に高いことが示されました（リスク比2.33；95%信頼区間1.06〜5.16）．

この調査では，症例と対照に選ばれた1,017人のみで凍結された血液を利用したIGF-I検査が行われたため，コホート全員を検査するよりもはるかに効率的です（図4-6）．

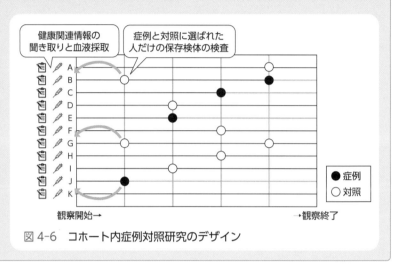

図4-6　コホート内症例対照研究のデザイン

3）症例対照研究で注意すべき選択バイアス・情報バイアス

症例対照研究で注意すべき選択バイアス，情報バイアスを表4-4に示します．コホート内症例対照研究では，症例対照研究で問題となるバイアスの影響を受けにくいですが，コホート研究と同様のバイアスへの注意が必要です．

表4-4　症例対照研究で注意すべき選択バイアス・情報バイアス

選択バイアス	有病者・罹患者バイアス (prevalence-incidence bias)[41]	症例が，本来の症例集団を代表しないような偏った特徴の集団になることによるバイアス．研究対象の疾患に長期間かかっている患者を症例として選ぶと，罹患直後に治癒または死亡した患者などは選ばれにくくなり，本来の患者集団を代表しないことになる．
	バークソンバイアス (Berkson's bias)[22]	対照群を入院患者から選ぶ場合，一般集団と入院患者の系統的な差によって生じるバイアス．
情報バイアス	思い出しバイアス (recall bias)[42]	研究参加者に過去の出来事や経験を思い出してもらう際，その正確性が群間で異なることによるバイアス．
	検出バイアス (detection bias)[22]	研究参加者が症例か対照かを研究実施者が知っている場合，曝露歴の聞き取り方に違いが生じることによるバイアス．診断バイアス (ascertainment bias)，評価者バイアス (assessor bias) とも言われる．

88002-130 JCOPY

5 横断研究

　横断研究（**cross-sectional study**）では，経時的な追跡を行わず，ある一時点または一定期間のデータを利用します（**図 4-7**）．**有病割合**（**prevalence**）の調査が可能であり，「実態把握/記述」の疑問に適した研究デザインです．

　将来の研究のための仮説形成を目的として，曝露の候補となる要因と結果を同時に調査し，因子間の関係性を分析することもあります．一時点の調査のため，原因と結果の時間的関係は不明であることに注意が必要です．

　公的な統計調査やアンケート調査は，横断研究に相当します．公的な統計調査には，患者調査（3 年おきに実施される医療機関における各疾患の受療状況・入院期間などの調査），国民健康・栄養調査（毎年 11 月 1 日に実施される

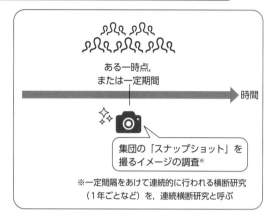

ある一時点，
または一定期間

時間

集団の「スナップショット」を
撮るイメージの調査※

※一定間隔をあけて連続的に行われる横断研究
（1 年ごとなど）を，連続横断研究と呼ぶ

図 4-7　横断研究のイメージ

栄養摂取量および生活習慣と身体状況の調査）などがあります．

　横断研究で注意すべきバイアスを**表 4-5** に示します．

表 4-5　横断研究で注意すべきバイアス

選択バイアス	非回答バイアス （non-response bias）[43]	アンケート調査の場合，非回答者の特性が回答者と異なる場合に発生するバイアス．
情報バイアス	確認バイアス （ascertainment bias）[44]	社会的に受け入れがたい行動や恥ずかしいと思われる行動を調査するようなアンケート調査で問題となるバイアス．体重や性行動などは過少報告されやすいことが知られている．

> **! Case に学ぶ**
>
> **横断研究の例①：高齢者における痛みと認知機能** [45]
>
> 　加齢に伴って痛みを抱える人は増加します．痛みは高齢者にとって大きな問題です．痛みによって日常生活に支障をきたすことが，認知機能低下を引き起こす可能性があることが報告されています．この横断研究では，地域の高齢者における痛みの重症度，痛みによる生活の支障度と認知機能の関連性が調査されました．
>
> > 疑問の型：「実態把握 / 記述」
> > P：ボストンとその周辺地域に住む 70 歳以上の高齢者 765 人
> > E：痛みの重症度，痛みによる生活の支障度
> > C：痛みなし
> > O：認知機能の低下

コホート研究参加時のベースライン聞き取り調査で得られたデータが，横断研究に利用されました．痛みの評価には簡易疼痛質問票 (Brief Pain Inventory) が用いられました．注意力，遂行機能，記憶の 3 つの認知機能は，トレイル・メイキング・テスト (Trail Making Test) などを用いて評価されました．

調査の結果，4 人に 1 人は少なくとも中程度の疼痛を有していました．16.5% が少なくとも中程度の痛みによる生活の支障があると報告しました．慢性疾患，行動，精神科の薬物療法などを統計的に調整しても，痛みによる生活の支障は認知機能の低下と有意に関連していました．

しかし，この研究は横断研究デザインのため，痛みと認知機能の経時的変化は調査しておらず，両者の時間的関係性は確認できません．痛みが認知機能低下につながっていると結論づけられないことに注意が必要です．

！ Case に学ぶ

横断研究の例②：ICU からの移動時に起こる投薬ミス [46]

集中治療室 (ICU) から他の病棟に移動するときに生じる投薬ミスの実態は，これまでほとんど明らかになっていません．この横断研究は，ICU からの移動時に起こる投薬ミスの種類を評価することを目的に行われました．

米国 34 施設内の 58 の ICU とオランダの 2 つの ICU において，2016 年 8 月 14 日から 8 月 20 日までに ICU から他の病棟に移動した 985 人の患者記録を用いた調査が行われました．

> 疑問の型：「実態把握／記述」
> P：アメリカとオランダの ICU から他の病棟に移動した患者 985 名
> E：なし
> C：なし
> O：転床前後に発生した投薬ミスの有病割合，投薬ミスの種類

985 人の移動患者のうち，450 人 (45.7 %) に投薬ミスが生じていました．投薬ミスが発生した患者では，1 人当たり平均 1.88 のミスが発生しており，55.1 %の患者ではミスは 1 回でした．

ICU でよく用いられる薬剤の継続 (ストレス性潰瘍の予防，せん妄の治療薬など) (28.4 %)，投薬指示忘れ (不適切な投薬中断) (19.4 %)，適応のない投薬指示 (11.9 %) が比較的多く発生していました．ミスの多かった薬剤種類は，消化器系薬剤 (21.6%)，循環器系薬剤 (14.5%)，鎮痛剤 (11.0%) でした．投薬ミスのうち 94.2 %は患者に直接の害がないミスでした．患者に害を及ぼすミスとして，不適切な投与量が 12 件，不適切な投薬中断が 10 件認められました．

---

6 症例報告/症例シリーズ

症例報告（case report）は，1 人～数人の症例を観察し報告するものです．**症例シリーズ**（case series）は，多数の症例を観察した報告です．稀な疾患の自然経過・治療経過などを記述します．重要な法則の発見の端緒となった

り，新たな仮説を生み出す契機となったりする可能性があります．その一方で，症例報告や症例シリーズだけでは，リスクや治療効果などについて確定的なことは何も言えません．

88002-130 JCOPY

❗ Case に学ぶ

症例シリーズの例：武漢における COVID-19 感染患者の臨床的特徴の把握 [47]

　新型コロナウイルス感染症 (COVID-19) は，2019 年 12 月における中国湖北省武漢市での流行に端を発し，世界的パンデミックを引き起こしました．COVID-19 感染患者の臨床症状，検査結果の特徴，治療や転帰を記述し，臨床的特徴を把握することを目的として，発生源とされる武漢の病院で症例シリーズ研究が行われました．

> 疑問の型：「実態把握 / 記述」
> P：武漢にあるコロナ指定病院に入院した COVID-19 感染者
> I：なし
> C：なし
> O：症状，臨床経過

　2019 年 12 月 16 日から 2020 年 1 月 2 日までに，41 名の入院患者が COVID-19 感染者と判明しました．感染者集団の年齢中央値は 49 歳，多くは男性 (73 %) であり，32% が基礎疾患 (糖尿病，高血圧，心血管系疾患) を有していました．発生源と疑われた華南海鮮卸売市場の訪問歴は，66 % にありました．一般的な症状は，発熱 (98 %)，咳 (76%)，呼吸困難 (55%)，筋肉痛または倦怠感 (44 %) であり，その他にも喀痰 (28%)，頭痛 (8 %)，喀血 (5 %)，下痢 (3 %) が確認されました．呼吸困難は，中央値で発症から 8 日目に発生していました．全員が肺炎を発症し，胸部 CT で異常所見が認められました．主な合併症は，急性呼吸窮迫症候群 (29%)，急性心筋梗塞 (12%)，二次感染 (10%) でした．

　13 人 (32 %) が ICU に入院し，6 人 (15 %) が死亡しました．ICU 入室患者では，いくつかの炎症性サイトカインの血中濃度が高値となる傾向が認められました．

　この症例シリーズの結果は，2020 年 1 月 24 日に *Lancet* にオンラインで公表されました．この日は，日本国内では 2 例目，東京都で初めての感染者が確認された日です．武漢市在住の中国人旅行者でした．日本国内で初めて死亡例が確認されたのは 2020 年 2 月 13 日，その時点での日本全国での感染者は 30 人程度でした (クルーズ船を除く)．このような状況で，症例シリーズから得られた臨床的特徴の記述は，診療の手助けとなります．また，この症例シリーズでは急性呼吸窮迫症候群を併発した重症患者の約半数にステロイド療法が試されていました．この時点ではステロイド療法が COVID-19 に対して有効かどうかは不明であり，ステロイド療法の有効性が後に RCT で検証されるきっかけとなりました．

7　システマティックレビュー

　レビューとは，その分野の専門家が既存の原著論文を収集して，結果を要約する研究デザインです．レビューには，**ナラティブレビュー** (narrative review) と**システマティックレビュー** (systematic review) があります．

　ナラティブレビューでは，専門家の主観的視点によって原著論文の収集と解釈によるレビューが行われます．そのため，信頼性は比較的低いとされます．

　システマティックレビューは，特定の臨床的疑問に対して，あらかじめ定義された適格基準を満たす原著論文を網羅的に収集し，系統的な

第 4 章

評価を行い，結果を包括的に統合・要約します（図 4-8）．システマティックレビューのなかで，**メタアナリシス（meta-analysis）**という，多くの研究結果を 1 つの結果に統合する解析が実施されます．

　主に介入の効果を検証した RCT がシステマティックレビューの対象となります．予後因子，予測，診断に関する観察研究でもシステマティックレビューが行われることがあります．複数の研究を収集して評価するには，膨大な時間と専門知識が必要となります[48]．

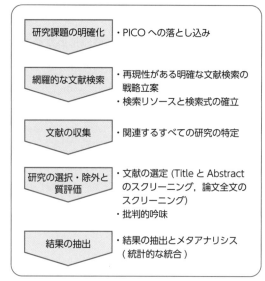

図 4-8　システマティックレビュー実施の流れ

〔Murad MH, et al.：JAMA 312（2）：171-179, 2014 [48]〕をもとに作成〕

!　Case に学ぶ

システマティックレビューの例①：脳卒中発症後の転倒予防介入の効果 [49]

　転倒は脳卒中後に発生する一般的な合併症の 1 つです．脳卒中後の転倒予防を目的とした介入の有効性を評価するためにシステマティックレビューが行われました．

> 疑問の型：「治療介入 / 予防（Treatment/Prevention）」
> P：脳卒中患者
> I：転倒予防の介入
> C：介入なし
> O：転倒

　2 名の著者が独立して，脳卒中後の転倒予防を目的とした介入の効果を検証した RCT の論文・報告書を収集し，研究の質とバイアスリスクを評価して，データを抽出しました．収集されたデータはメタアナリシスによる結果の統合が行われました．

　転倒予防のための運動プログラム実施（歩行・バランス・機能訓練，筋力 / 抵抗運動，ヨガなどの柔軟運動，太極拳・気功，耐久トレーニングなど）と未介入を比較した 8 件の RCT がメタアナリシスの対象となりました．有意な効果が示されたのは 2 つの RCT のみでした．メタアナリシスによる統合の結果，運動プログラムによって転倒率が低下する可能性が示されました（統合された rate ratio 0.72；95 ％信頼区間 0.54 〜 0.94）．この研究の詳細な内容や考察に関しては，このあとの「5）総合評価」で解説を加えています．

> **! Case に学ぶ**
>
> ### システマティックレビューの例②：乳がん患者の身体的・精神的健康に対するヨガの効果 [50]
>
> 乳がん患者の生存率は向上しているものの，精神的苦痛，疼痛，疲労感，生活の質 (quality of life：QOL) の低下が問題視されています．ヨガは乳がんに対する補完療法として，身体的・精神的健康を改善することが期待されることから，システマティックレビューが行われました．
>
> > 疑問の型：「治療介入 / 予防 (Treatment/Prevention)」
> > P：乳がんと診断された女性
> > I：ヨガ
> > C：介入なし
> > O：健康関連 QOL，うつ，不安，疲労感，睡眠障害の改善など
>
> 2 名の著者が独立して，乳がん患者に対するヨガの効果を検証した RCT を収集し，研究の質とバイアスリスクを評価して，データを抽出しました．健康関連 QOL を評価した RCT10 編が選択され，メタアナリシスの対象となりました．メタアナリシスによる統合の結果，ヨガによって健康関連 QOL が改善する可能性が示されました (統合された標準化平均差 0.22，95 ％信頼区間 0.04 〜 0.40)．この研究の詳細な内容や考察に関しては，このあとの「1) バイアスリスクの評価」「3) 出版バイアス」で解説を加えています．

1）バイアスリスクの評価

　システマティックレビューに組み込まれたそれぞれの研究は，**リスクオブバイアスツール**を用いてバイアスのリスクを評価されます（第 5 章 **2** を参照）．**図 4-9** で，Case に学ぶの研究例②「乳がん患者の身体的・精神的健康に対するヨガの効果」における RCT10 編の評価を示します．

　ランダム割り付け手順，割り付けの隠蔽への対応方法について，約半数で論文に記載がなかったことがクエスチョンマークで示されています．記載があった研究は，プラスマークで示されています．

　参加者と研究実施者の盲検化に関する情報は 10 編中 8 編で報告されておらず，残りの 2 編でも不適切でした．不適切な部分はマイナスマークで示されています．介入がヨガであり，盲検化が難しいことを反映していると考えられます．

　その他のバイアスの評価について，Banasik

	ランダム割り付け手順の評価	割り付け隠蔽の評価	参加者と研究実施者の盲検化の評価	アウトカム評価者の盲検化の評価	不完全なアウトカムデータの評価	選択的な報告の評価	その他のバイアスの評価
Banasik 2011	?	?	?	?	+	+	−
Chandwani 2010	+	?	?	?	?	+	+
Chandwani 2014	+	?	?	?	+	+	+
Cramer 2015	+	+	−	?	+	+	+
Danhauer 2009	?	?	?	?	+	+	+
Kiecolt-Glaser 2014	+	+	−	+	+	?	+
Loudon 2014	+	+	?	+	−	−	−
Moadel 2007	?	?	?	?	+	+	+
Pruthi 2012	?	?	?	?	+	+	+
Siedentopf 2013	+	+	?	?	−	+	+

図 4-9　各研究のバイアスリスクの評価結果

〔Cramer H, et al.：Cochrane Database Syst Rev 1(1)：CD010802, 2017[50] をもとに改変のうえ引用〕

の研究ではランダム化が行われたにもかかわらず群間の背景に大きな差が生じており，Loudon の研究では事前に計算されたサンプルサイズよりも少ない人数だったため，不適切とされています．

2）異質性の評価

システマティックレビューにおける研究間のあらゆる種類のばらつきは，**異質性**（heterogeneity）と呼ばれます．研究間での研究対象者，介入，アウトカムにおける違いは，臨床的異質性と言います．研究間での研究デザイン，結果測定ツール，バイアスリスクにおける違いは，方法論的異質性と言います．研究間での効果の違いは統計的異質性と呼ばれ，臨床的異質性か方法論的異質性，あるいはその両方の影響から生じます．一般的に異質性と表現する場合，統計的異質性のことを指します．

統計的異質性がある場合，システマティックレビューの方針は以下のうちから1つ決定されます．

①メタアナリシスを行わない．
②メタアナリシスを実施しつつ，サブグループ解析などを用いて異質性の原因調査を行う（最も多くとられる方針）．
③異質性を無視してメタアナリシスを実施する．
④明らかに他の研究と矛盾する結果を持つ研究を除外してメタアナリシスを実施する．

異質性を検定するには，**Cochran's Q test, I^2 値**などが用いられます．前者は異質性があるかないかしかわかりませんが，後者はその程度を見ることができます．Cochran's Q test で $P<0.05$ の場合，異質であると判断されます．I^2 値は0から100％の値をとります．40％以下では異質性はおそらく小さい，75％以上ではおそらく大きいとされます[51]．

メタアナリシスによって研究結果を統合する方法には，**固定効果モデル**（fixed effect model）と**ランダム効果モデル**（random effect model）の2種類が存在します．異質性が大きい場合，ランダム効果モデルによる結果の統合が行われます[52]．

3）出版バイアス

メタアナリシスでは，**出版バイアス**（publication bias）の存在を確認します．統計的有意差が示されなかった研究は，インパクトが小さいなどの理由から学術雑誌には採択されにくく，著者が投稿を諦めるために出版されにくい傾向があります．公表されない研究結果を考慮できない影響を出版バイアスと呼びます．出版バイアスの存在は，**ファンネル・プロット**（funnel plot）を用いて視覚的に確認されます（図 4-10）．

ファンネル・プロットでは，X軸に介入の効果指標，Y軸に研究規模の指標（サンプルサイズ，分散，重みなど）が示されます．各研究は○で示されます．規模が大きい研究ほど精度が高く，真の結果に近づくことが予想されるため，統合された結果（点線で示されたX軸の値）に近いところに集まります．反対に，規模の小さい研究ほど不安定な結果であるため，Y軸の下方に位置し，X軸に対する値も左右にばらつきます．出版バイアスがなければ，左右対称の三角形が描かれます．

図 4-10 は，Case に学ぶ研究例②のシステマティックレビューにおけるファンネル・プロットです．メタアナリシスで得られた統合結果の値を示す点線がX軸と垂直に引かれます．ファンネル・プロットは対称ではなく，ヨガに効果があるという研究がむしろ少ない結果でした．

ただし，ファンネル・プロットは，必ずしも出版バイアスのみの影響を反映するわけではなく，信頼性が低い小規模研究，研究間の異質性によっても非対称となることもあります[53]．

88002‒130

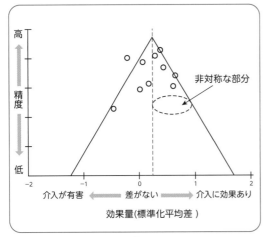

図 4-10　ファンネル・プロット

また，メタアナリシスの対象となる研究が少ない場合，ファンネル・プロットによる評価は不安定な結果となります．出版バイアスの検出には20編以上の原著論文が必要とも言われます[54]．

4）フォレストプロット

　メタアナリシスでは，集められた各研究結果とそれらを統合した結果が**フォレストプロット**（**forest plot**）と呼ばれる図で示されます（**図4-11**）．

　左側に各研究の第一著者名と出版年が記載され，その右側に対象者数が示されます．図の中央付近には，各研究における点推定値とその信頼区間がそれぞれ四角と横線で表されます．すべての研究を統合した結果は一番下に菱形で示されます．菱形の中央が統合された点推定値を，菱形の幅が信頼区間を示します．

　図4-11ではリスク比が効果指標として示されています．リスク比が1の位置に縦線が引かれています．各研究結果の信頼区間の横線がこのラインをまたいでいなければ，統計的有意差があります．8つの研究のうち，研究Fのみで有意差が示されています．しかし，統合された結果では，菱形で示される図形がリスク比1をまたいでおらず，有意差があります．

　研究ごとに対象者数が違い研究精度も異なるため，各研究に重みを付けて最終的な推定値が算出されます．一般的に，対象者数が多い研究ほど重みが大きく，統合によって得られる結果に与える影響が大きくなります．多くの研究結果をメタアナリシスによって統合することで統計学的検出力を高めた結果を得ることができます．

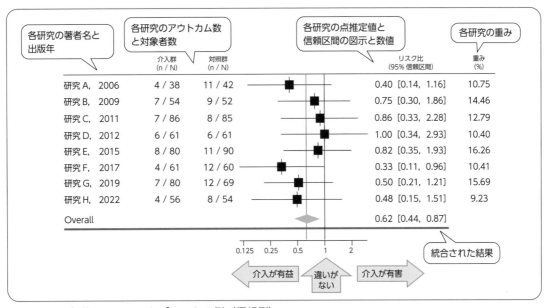

図 4-11　一般的なフォレストプロットの例（仮想例）

5）総合評価

　最終的な結果の信頼性は「結果の概要（Summary of findings）」として表にまとめられます．Caseに学ぶ研究例①「脳卒中発症後の転倒予防介入の効果検証」では，率比 0.72（0.54 ～ 0.94）という統合結果から，運動が転倒の発生を減少させる可能性が示されました．

　しかし，それだけで終わらず，この結果の信頼性評価も同時に提示されます．信頼性評価には，**GRADE システム**（第 5 章 **2** を参照）が用いられます．

　まず，すべての研究でアウトカム評価の盲検化に関するバイアスリスクが高いことから，エビデンスの確実性（GRADE）が下げられました（高→中等度）．次に，研究間で介入群と対照群両方の異質性が認められたことから，さらに GRADE が下げられました（中等度→低）．すなわち，得られた結果は確実なエビデンスとはいえないものであり，「運動は転倒率を下げる可能性があるが，非常に不確かである」と評価されました．著者らは「より大規模で確実なエビデンスを得るための研究が必要である」と結論づけています．

より深く学ぶための ワンポイント

リビング・システマティックレビューの取り組み

　コクランによって作成されたシステマティックレビューは，定期的に更新するよう努力されているものの，更新されていないレビューも数多く存在します[55]．最新のエビデンスを取り入れていないシステマティックレビューはすぐに時代遅れとなり，不正確な情報を現場に与える危険があります[56]．この問題に対応するため，**リビング・システマティックレビュー**（living systematic review）という概念が 2014 年に提唱されました[57]．これは，新しい原著論文が入手可能になったときにすぐに取り入れ，継続的にレビューを更新するものです．コクランでも，リビング・システマティックレビューを積極的に行っています．リビング・システマティックレビューでは，新たなエビデンスを最大でもレビューの公表 6 ヵ月以内に取り入れることを目指しています[57]．

---

8 診断研究

1）診断研究とは？

　さまざまな診断・検査方法の有用性を評価する研究を**診断研究**（diagnostic study）といいます．①血液検査などの検体検査，②心電図，脳波，筋電図，肺機能検査，超音波検査，画像診断などの生体検査，③改訂長谷川式認知症スケール，うつ病スクリーニングツール，せん妄スクリーニングツールなどのアセスメントツールを用いた診断など，さまざまな診断・検査方法が対象となります．

　一般的には，特定の疾患を疑われる人に対して，新たな診断方法と，すでに確立されている診断方法をそれぞれ独立して行い，両者の診断結果の一致の程度を確認します．

　すでに確立されている診断方法は，**参照基準**（reference standard）または**ゴールドスタンダード**（gold standard）と言われます．参照基準の例として，①大腸がんに対する大腸内視鏡検査，②乳がんに対する組織生検，③脳卒中に対する CT や MRI などの画像診断，④低酸素血症に対する動脈血ガス採血，⑤せん妄に対する米国精神医学会の疾患診断基準（DSM-5）に基づいた精神科専門医による診断，などが挙げられます．

　参照基準によって疾患を有する者とそうでない者を 100% 識別できるのが理想です．しかし現実には，参照基準もある程度の誤差を引き起こし，診断を行う人の判断能力に依存することもあります．百発百中の検査は存在しません．

　診断研究は主に横断研究デザインで行われます．対象となる診断方法と参照基準となる方法をそれぞれ独立して行い，両者を比較する必要があります（**図 4-12**）．参照基準の結果を知ったうえで対象となる診断方法を行った場合，診断結果に影響を与えるからです．

2）診断精度の指標

　診断結果が陽性（異常あり）・陰性（正常）の二値をとる診断方法では，さまざまな診断精度の指標が利用されます（**表 4-6**）．

　感度（sensitivity）とは，本当に異常がある人が，陽性と診断される割合です．**特異度**（specificity）とは，本当に異常がない人が，陰性と診断される割合です．両指標ともに

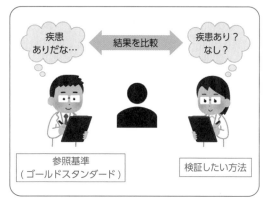

図 4-12　診断研究の研究デザイン

100% に近いほど診断性能が高く，0% に近いほど性能が低いことを示します．感度が高い方法で結果が陰性であれば，異常である可能性は低いため，見落としが少なくなります．感度の高い診断方法はスクリーニング検査に適します．一方で，特異度が高い診断方法では，結果が陽性であれば異常である可能性が高いため，確定診断に適します．

表 4-6　診断精度の指標

		参照基準（ゴールドスタンダード）		
		異常あり	異常なし	合計
対象となる診断方法	陽性	a	b	a + b
	陰性	c	d	a + b
	合計	a + c	b + d	a + b + c + d

感度 =a/(a+c)，特異度 =d/(b+d)
陽性尤度比 = 感度/(1 －特異度)，陰性尤度比 = (1 －感度)/特異度
陽性適中度 =a/(a+b)，陰性適中度 =d/(c+d)

　尤度比（likelihood ratio）は，感度と特異度によって求められる指標です．**陽性尤度比**とは，異常ありのときに陽性となる割合（感度）と異常なしのときに陽性になる割合（1 －特異度）の比で示されます．陽性尤度比の値が大きければ大きいほど，より性能の高い検査と言え

ます．**陰性尤度比**とは，異常ありのときに陰性となる割合（1 －感度）と異常なしのときに陰性になる割合（特異度）の比で示されます．通常は 1 以下の数値となり，0 に近いほどより性能の高い検査と言えます．

診断研究の例：病院でのせん妄スクリーニングツールの有用性検証[58]

せん妄は，特に高齢の入院患者にとって深刻な問題です．せん妄は見落とされたり，うつ病や認知症と誤診されたりすることによって，介入が遅れることも問題視されています．精神科医以外の臨床家が臨床現場で迅速かつ正確にせん妄を識別できるツールの必要性は高いと言えます．本研究では，Confusion Assessment Method（CAM）と呼ばれるせん妄スクリーニングツールの有用性が評価されました．

疑問の型：「診断（Diagnosis）」
P：Yale 大学の一般内科病棟および外来の老年医学評価センターの患者 30 名，
 Chicago 大学の一般内科病棟の患者 26 名
I：CAM を用いた非専門家（老年病科医）によるスクリーニング
C：精神科医による確定診断
O：せん妄の診断

表 4-7　研究によって得られた結果

		精神科医による確定診断		
		せん妄あり	せん妄なし	合計
CAM を用いたスクリーニング	陽性	25	2	27
	陰性	1	28	29
	合計	26	30	56

研究の結果（**表 4-7**），感度は 96%（=25/26），特異度は 93%（=28/30）となり，せん妄のスクリーニングに有用であることが示されました．

診断・検査の結果は，陽性・陰性の二値変数の場合もあれば，順序変数や連続変数の場合もあります．後者の場合，「これ以上であれば陽性とする」というカットオフ値を設定する必要があります．カットオフ値を変更すれば，陽性か陰性かの基準が変わることになり，感度と特異度も変化します．

例として，うつ病のスクリーニングツールである PHQ-9（Patient Health Questionnaire-9）の性能を評価した診断研究で得られた各カットオフポイントの感度と特異度の関係を見てみましょう（**表 4-8**）[59]．

PHQ-9 は，9 つの質問項目からなり，0〜27 点の点数が付けられます．点数が高いほど，う

表 4-8　PHQ-9 の各評価点数の感度と特異度

PHQ-9 の評価点数	感度（%）	特異度（%）
≧ 9	95	84
≧ 10	88	88
≧ 11	83	89
≧ 12	83	92
≧ 13	78	93
≧ 14	73	94
≧ 15	68	95

〔Kroenke K, et al.: J Gen Intern Med 16（9）: 606-613, 2001[59] より引用〕

つ様症状を多く有していることを示します．**表 4-8** を見ると，低い点数（9 点）をカットオフ

に設定すると，数多くの人が陽性となり，感度
は高くなります．しかし，数多くのうつではな
い人も陽性と誤って判断されてしまうため，特
異度は低くなります．反対に，高い点数（15
点）をカットオフに設定すると，特異度は高く
なりますが，感度は低くなります．このよう
に，感度と特異度はトレードオフの関係にあり
ます．

　カットオフ値を変化させて，このトレードオ
フの関係性を図示したものが，**ROC 曲線**（re-
ceiver operating characteristic curve）で
す．y 軸を「感度」，x 軸を「1 − 特異度」とし
てプロットします（**図 4-13**）．

　カットオフ値の選択は任意ですが，感度と特
異度のバランスが取れた値が選ばれることにな
ります．感度と特異度を同じように重要視する
場合，①**Youden index**（感度 + 特異度 − 1
で算出）が最大となるカットオフ値，または②
ROC 曲線で左上（0,1）の点に最も近いカット
オフ値が選ばれます．

　PHQ-9 の場合は，10 点がカットオフとして
採用されました．

　ROC の**曲線下面積**（area under the curve :
AUC）を用いて，診断性能が評価されます．

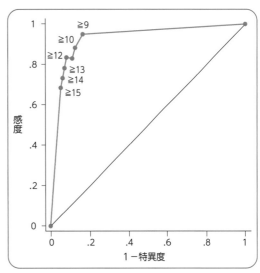

図 4-13　PHQ-9 の ROC 曲線

AUC は 0.5 から 1 の値をとり，1 に近いほど診
断性能が高く，0.5 に近いほど診断性能が低い
ことを示します（**表 4-9**）．

表 4-9　AUC に基づく診断性能の判定

AUC の値	判定
0.9 〜 1.0	診断性能が高い
0.7 〜 0.9	診断性能が中程度
0.5 〜 0.7	診断性能が低い

〔Swets JA : Science 240（4857）: 1285-1293, 1988[60]
より引用〕

より深く学ぶための ワンポイント

曲線下面積の比較例

　日本のある急性期病院の救急外来に搬送された意識障害患者（グラスゴー・コーマ・スケール 15 点未満）
529 名を対象に，頭蓋内病変を特定するためのスクリーニングとしてバイタルサインは有用であるかどう
かが評価されました[61]．

　病院到着時の収縮期血圧，拡張期血圧，脈拍が記録され，画像診断と神経学的検査で判定した頭蓋内病
変を参照基準とし，診断性能が調査されました．

　AUC は収縮期血圧では 0.90，拡張期血圧では 0.82，脈拍数では 0.63 となり，収縮期血圧で AUC が
最も大きく，他の指標に比べて頭蓋内病変を識別するのに適していることがわかりました．収縮期血圧
120 〜 129mmHg をカットオフ値とすると，感度 88 ％，特異度 78 ％となりました．

3）診断検査の再現性

　診断検査の中には，結果判定に評価者の判断が含まれるものがあります．診断性能が良かったとしても，評価者によって判定が変化する可能性がある診断検査では，**信頼性**（reliability）の評価も必要です．

　同じ対象者を異なる評価者が評価した場合の再現性を**評価者間信頼性**（inter-rater reliability），同じ評価者が同じ対象者を繰り返し評価した場合の再現性を**評価者内信頼性**（intra-rater reliability）と言います（図4-14）．

　κ（カッパ）係数は，評価者間信頼性を評価する指標です．κ係数は－1から1までの値を取り，偶然の一致を超えた真の一致度合いを評価する指標です（表4-10）．評価結果が3つ以上に分類される場合の評価に利用される重み付けκ係数，3人以上で行われる評価の場合に利用される拡張κ係数も存在します．

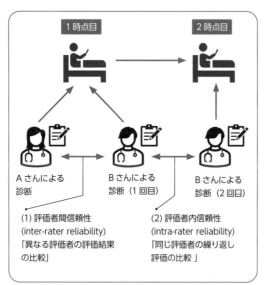

図 4-14　評価者間信頼性と評価者内信頼性

表 4-10　κ係数による再現性評価

κ係数	評価
0.81～1	Almost perfect（完璧に近い）
0.61～0.8	Substantial（相当の）
0.41～0.6	Moderate（中程度）
0.21～0.4	Fair（まずまず）
0～0.2	Slight（わずか）
0以下	Poor（乏しい：偶然の一致以下，実際には取りえない）

〔Landis JR, et al. : Biometrics 33（1）: 159-174, 1977[62] より引用〕

より深く学ぶための ワンポイント

有病割合と陽性適中度・陰性適中度の関係性

　診断検査の有用性は，その診断方法の性能だけではなく，有病割合にも影響されます．例えば，感度95%と特異度85%の検査方法を，有病割合が50%，10%，1%の疾患に適応します（図4-15）．

感度 95%, 特異度 85% の検査方法

	有病割合 50%		
	疾患あり	疾患なし	合計
検査陽性	4,750	750	5,500
検査陰性	250	4,250	4,500
合計	5,000	5,000	10,000

陽性適中度 =4,750/5,500=86.4%
陰性適中度 =4,250/4,500=94.4%

	有病割合 10%		
	疾患あり	疾患なし	合計
検査陽性	950	1,350	2,300
検査陰性	50	7,650	7,700
合計	1,000	9,000	10,000

陽性適中度 =950/2,300=41.3%
陰性適中度 =7,650/7,700=99.4%

	有病割合 1%		
	疾患あり	疾患なし	合計
検査陽性	95	1,485	1,580
検査陰性	5	8,415	8,420
合計	100	9,900	10,000

陽性適中度 =95/1,580=6.0%
陰性適中度 =8,415/8,420=99.9%

図 4-15　有病割合による陽性適中度と陰性適中度の変化

88002-130 JCOPY

有病割合が 50 ％の場合，陽性適中度は 86.4 ％です．それに対し，有病割合が 1％の場合，陽性適中度はわずか 6％です．つまり，陽性と判定された人々のうち 94％は，実際にはその疾患にかかっていないことになります．もしも集団全体にこのような検査を行うと，検査自体にかかるコストや時間が膨大であるにも関わらず，数多くの偽陽性者を生み出し，無用な精密検査が増えるばかりです．

このように，高い感度と特異度を持つ診断方法でも，有病割合が低ければ陽性適中度は低くなります．有病割合が低いほど，診断方法の有用性は減少することに注意が必要です．

4）診断研究で注意すべきバイアス

診断研究で注意すべきバイアスは主に以下のものです（表 4-11）．

表 4-11 診断研究で注意すべきバイアス

選択バイアス	範囲バイアス (spectrum bias) [63]	研究参加者が特殊な集団の場合（例えば，重傷者や健常者のみ），診断方法の本来の性能を検証できなくなってしまうバイアス．
	検証バイアス (verification bias) [64]	検証したい診断方法と参照基準の両方を用いて診断されるのが研究対象者全員ではなく一部に限られてしまった場合に生じる．参照基準はより侵襲的な検査である傾向があるため，検査拒否が起こりやすい．
情報バイアス	組み込みバイアス (incorporation bias) [65]	参照基準の評価が検証したい診断方法と独立していない場合に発生するバイアス．例えば，検査者が盲検化されず診断結果を知っている状況では，検証したい診断方法の結果が影響を受けてしまう．
	参照基準 （ゴールドスタンダード） への過度な依存 [66]	参照基準を用いても，100％正確な診断はできない．もし参照基準よりも性能の高い新しい診断方法を評価する場合に，その性能を過小評価してしまうバイアス．

9 臨床予測モデル

各個人が持つ特徴に基づいてアウトカムを予測するモデルを**臨床予測モデル**（clinical prediction model）と呼びます．リスクモデル，予測ルール，リスクスコアなどとも呼ばれます[67]．臨床現場では，「この患者は重症化しそうだ」などと予想することがあると思います．しかし，経験や勘に基づく予想は必ずしも正確ではありません[68]．

1）診断予測と予後予測

臨床予測モデルは，どの時点のアウトカムを予測するかによって，**診断予測モデル**（diagnostic prediction model）と**予後予測モデル**（prognostic prediction model）に区分されます[69]．

診断予測モデルは，主に横断研究が用いられます．対象とするアウトカムを持つ疑いのある患者群からデータを収集し，アウトカム（対象疾患の有無）と予測因子の両方を同じ時点で測定します．予後予測モデルは，主にコホート研究（ときに症例対照研究）が用いられます．予測する時点での因子が測定・収集され，その後に患者を追跡して発生するアウトカム情報を収集，予測モデルを構築します[70]．

主な予測モデルを表にまとめました（**表 4-12**）．

一般的には多変量回帰モデルを用いて，複数因子の情報に基づいてアウトカムを将来起こす確率（またはその時点でアウトカムを持っている確率）を個人ごとに計算します．最近では，機械学習を用いて予測モデルを作成する研究も

第
4
章

増えています[20].

診断予測モデルでは，疾患の有無を予測することによって，①追加の検査の必要性を考慮できる，②専門家への紹介を検討できる，③治療開始を検討できるなど，医師の診療支援に役立てられます．

予後予測モデルでは，将来の状態を予測することによって，①予防的介入のターゲットを明らかにする，②その人のリスクにあった治療を検討する，③合併症のリスクや予後など患者説明に利用する，④ケアの質評価に用いる，など医療者と患者の意思決定支援などに役立てられます．

表 4-12　診断予測モデルと予後予測モデルの例

モデルの種類	臨床例	定義
診断予測モデル (Diagnostic prediction model)	Wells Score PE Wells Score DVT	肺塞栓 (Pulmonary embolism：PE) や深部静脈血栓症 (Deep venous thrombosis：DVT) の疑いの強さを判断するモデル．
	オタワ・アンクル・ルール	足関節の症状に対して，骨折を起こしているか予測し，X線検査の必要性の判断を支援するモデル．
予後予測モデル (Prognostic prediction model)	フラミンガム・リスクスコア	10 年以内の虚血性心疾患発症を予測するモデル．
	CHA_2DS_2-VASc スコア	心房細動患者の心原性脳塞栓症の発症を予測するモデルであり，抗凝固療法を開始する目安として利用される．
	EuroSCORE II	心臓血管外科術後の周術期死亡率を予測するモデル．心血管手術の利益と害の考慮や患者説明に利用される．
	CURB-65 スコア	肺炎の重症度を予測するモデル．外来で治療可能なのか，入院させるべきなのかについて，判断を支援する．
	APACHE II	集中治療室に入室した患者の重症度を評価して院内死亡確率を予測するモデル．
	Palliative Prognostic Index (PPI)	がん患者の生命予後を予測するモデル．3 週間以内または 6 週間以内の生命予後を予測する．
	Morse Fall Scale STRATIFY ツール	急性期入院患者の転倒を起こすリスクを予測するモデル．
	ノートンスケール ブレーデンスケール	褥瘡の発生を予測するモデルであり，主に入院患者に利用される．

!　Case に学ぶ

診断予測モデルの例：改良版 Wells Score DVT の有用性の検証[71]

深部静脈血栓症 (DVT) の診断検査として静脈の超音波診断と造影検査があります．静脈造影検査は確定診断を得ることができるものの，侵襲的な検査です．DVT に対する各種診断検査の選択や治療の意思決定の一助にする目的で，DVT の有無を予測する診断予測モデルが作成・検証されました．カナダの 2 施設に紹介された DVT の疑いのある外来患者を対象としました．

疑問の型：「予測 (Prediction)」
P：DVT が疑われる患者 593 名
E：診断予測モデルによる DVT リスクの推定
C：静脈の超音波診断と静脈造影検査 (確定診断)
O：DVT の有無

　593 名のうち，95 名 (16.0 %) が実際に DVT を有していました．診断予測モデルによって低リスク (329
名)，中リスク (193 名)，高リスク (71 名) に分類された各群における DVT の割合は，それぞれ 3 %，
17 %，75 % でした．

　このモデルを適用した DVT 罹患のリスク評価 (表 4-13) と超音波診断を組み合わせることで，侵襲的な
静脈造影検査の多くを回避できる可能性が示されました．

表 4-13　改良版 Wells Score DVT によるリスク評価

評価項目	点数
活動性のがん（治療中，6 ヶ月以内の治療や緩和治療を含む）	1
完全麻痺，不全麻痺あるいは最近のギブス装着による下肢の固定	1
臥床安静 3 日以上または 12 週以内の全身麻酔もしくは部分麻酔を伴う大手術	1
下肢深部静脈の走行に沿った圧痛	1
下肢全体の腫脹	1
腓腹部（脛骨粗面の 10cm 下方）の左右差 > 3cm	1
症状のある下肢の圧痕性浮腫	1
表在静脈の側副血行路の発達（静脈瘤ではない）	1
DVT の既往	1
DVT と同等もしくはそれ以上の可能性のある他の診断がある	− 2

評価結果		
リスク	合計点数	
低リスク	0	
中リスク	1~2	
高リスク	3 点以上	

〔Wells PS, et al. : Lancet 350 （9094）: 1795-1798,1997[71]〕より引用〕

2）予測モデルの評価と外部検証

　予測モデルの評価指標として，**判別**（discrimination），**適合度**（goodness of fit），**較正**（calibration）が挙げられます．

　判別とは，予測の結果が「あり・なし」で表現される場合の予測能力を評価する方法です．診断研究と同じく，感度・特異度・AUC などの指標が用いられます．

　適合度とは，予測モデルの当てはまりの良さを指します．代表的な指標として，決定係数（R^2）がよく用いられます．決定係数は 0 から 1 までの値を取り，値の大きいほうが当てはまりの良いモデルとされます．その他にも，赤池情報量規準（Akaike Information Criterion : AIC）やベイズ情報量規準（Bayesian information criterion : BIC）が利用されます．

　較正とは，モデルによって予測されたアウトカムの発生率と実際の発生率を比較することを指します．予測モデルを用いて，集団に属する各個人のアウトカムの発生率を予測します．確率の大きさによって，研究対象集団を 10 程度のグループに分割し，各グループのアウトカムの平均予測発生確率と実際の発生率を比較し，どの程度一致しているかを判断します．

　開発した予測モデルを外部のデータ（予測モデル作成に用いたのとは異なる参加集団のデータ）に適用して予測性能を評価することを，**外部検証**（external validation）と言います．外部検証の結果，予測性能が悪かった場合，モデルの調整や新しい予測変数の追加によって予測モデルの再開発が行われることもあります．

予後予測モデルの例：入院した高齢者の転倒を予測するモデル

（STRATIFY ツール）の開発と検証[72]

　入院患者の転倒は，入院期間の延長や予定外の施設入所などに至ることがあります．入院患者に対する転倒を予防するうえで，ハイリスク患者を特定することなどを目的に，予後予測モデルが作成されました．

Phase 1（予測モデルの開発）

　イギリスの St Thomas's Hospital の高齢者病棟に入院した患者を対象に，症例対照研究で転倒のリスク因子が評価されました．過去 3 ヵ月間のインシデントレポートから，4 つの病棟で発生した 116 例の転倒が症例として特定され，その隣のベッドに入院していた患者計 116 例が対照としてマッチングされました．21 の臨床的特性が検討された結果，「転倒を主訴とした入院」「移動と可動のスコアが 3 または 4（低い能力）」「看護師によって判断された患者の興奮状態」「頻回なトイレが必要」「視覚障害」の 5 項目が転倒に強く関連していました．各項目を 1 点ずつ加算し最大 5 点となる STRATIFY ツールが開発されました．

Phase 2（内部検証）

　同じ病院の入院患者で STRATIFY ツールの点数が測定され，判別を用いて予測モデルの評価が行われました．2 点以上をカットオフ値に設定した場合は，感度 93 ％，特異度 88 ％，3 点以上の場合は，感度 69 ％，特異度 96 ％となりました．

Phase 3（外部検証）

　モデル開発が行われたのとは別の病院である Kent and Canterbury Hospital で予測モデルの外部検証が行われました．その結果，リスクスコア 2 以上では感度 92 ％，特異度 68 ％，スコア 3 以上では感度 54 ％，特異度 88 ％でした．

　これらの結果から STRATIFY ツールのカットオフは 2 点とされました．

3）臨床予測モデルの問題点

　数多くの臨床予測モデルが開発されているにもかかわらず，臨床現場であまり利用されていません[73]．その理由として以下のようなものが挙げられます[67,69]．

①研究自体の質が低い（小規模な集団でのモデル作成，データの不適切な取り扱い，外部検証がされていない，臨床での有用性が考慮されていない，など）

②予測モデルとしての精度が低い

③同じテーマの臨床予測モデルが多すぎることで，どれを利用すればよいのか判断できない

④評価方法が複雑であり，評価に時間がかかるなど，現場で使いにくい

看護師がよく用いるツールの予測精度は？

　広く看護師が利用している臨床予測モデルの精度はどの程度でしょうか？　褥瘡や転倒のアセスメントツールは，予測精度があまり高くないことが知られています．例えば，褥瘡の予測ツールであるノートンスケールやブレーデンスケールは，感度は 70 〜 90 ％，特異度 60 〜 80 ％です[74]．転倒スクリーニングツールである Morse Fall Scale と STRATIFY ツールは，ある程度の感度と特異度であるにも関わらず，

看護師の臨床判断による予測と精度は同等であることが示されています[75].

　出産直後の新生児の健康状態を表す指数として広く用いられているアプガースコアは，予後予測モデル研究の手順を踏まずに作成されたものです．そのため近年では，新生児のアウトカム予測に使用すべきではないと指摘されています[76].

10 質的研究

　質的研究（**qualitative study**）は，患者の体験した病気や治療，その回復過程の理解に重点を置き，意味，認識，態度，信念，経験，感情に関する洞察を提供します．これらを医療者が理解することによって，より良い看護やヘルスケア実践につなげられる可能性があります[77,78].

　量的研究では，患者にとっての病気の主観的な意味，患者が介入へのアドヒアランスに関してどのように感じているか，患者の日常生活に医療がどのように影響するかなど詳細を明らかにすることは難しいでしょう．質的研究を用いることで，ケアを提供するうえでの重要な情報を得られる可能性があります[79].

　イギリスの**国立医療技術評価機構**（**NICE**）が公表するガイドラインでは，質的研究から得られた知見を取り入れることが増えています[80].患者の視点や経験に関する豊富な情報から，量的研究では解決できないギャップを埋めることが期待されます[81].

1）質的研究で用いられる主な手法

　質的研究は，患者の経験，態度，信念などを探ることを目的としたさまざまな研究手法を含む包括的な概念です（**表 4-14**）[82].質的研究では，数値データよりも，主にインタビュー，観察，写真，文書レビューなどを通じて，テキストや視覚データなどの形でデータを収集します[77].

表 4-14　質的研究で用いられる主な手法

質的研究の手法	内容
エスノグラフィー（民族誌学）	集団の文化に焦点を当て，その集団に属する人々のものの見方，信念，実践，つながりなどを分析します．データは，インタビューや観察など広範なフィールドワークに基づいて収集される.
現象学的手法	その現象を経験した人々から，その現象の本質と意味をあるがままに見出そうとする研究．データは，主にインタビューによって収集される.
グラウンデッド・セオリー・アプローチ	起きている現象について，データに基づいてプロセスや理論の構築を目的とする研究手法．主にインタビューを通じて収集されたデータを用いる.
ナラティブ・アプローチ	個人の生活や出来事を理解するために用いられる研究手法．データは，インタビューによって対象者に自由に自らの経験を語ってもらう形で収集され，その語りが分析される.

第4章

質的研究の例：心不全の在宅管理と再入院に関する患者の認識の理解[83]

心不全による再入院を予防する介入に関する研究は数多く行われていますが，その結果はまちまちです．これまでの介入の欠点は，医療従事者，患者，介護者の心不全に対する認識のずれや，重視するアウトカムの違いに起因している可能性があり，患者の経験に対する不完全な理解が問題視されました．そのため，在宅管理と再入院に関する患者の視点を理解するために，グラウンデッド・セオリー・アプローチを用いた質的研究が行われました．

まず，心不全患者が自宅管理で直面する課題を明らかにするために，2 つのグループからなる 31 人の参加者に対して半構造化面接が実施されました．グループ 1 は，過去 30 日以内に心不全による入院を 1 回以上経験した者，グループ 2 は，心不全による初回入院後に退院した者でした．

次に，19 名の心不全患者を対象とした 4 つのフォーカスグループと 9 名の家族介護者を対象とした 2 つのフォーカスグループが実施され，半構造化面接によって導き出された理論が検証されました．

その結果，退院後の自宅管理能力や再入院判断は，身体的・感情的・社会的な要因に影響されることが明らかになりました．適応プロセスに影響を及ぼす 6 つの主要要因として，①不十分または曖昧な指示による推奨事項の不確実性，②患者の行動と症状発現の時間的な不一致，③併存疾患，④社会経済的要因，⑤アドヒアランスが良好にもかかわらず治療がうまくいかないことによる絶望感，⑥心不全とその管理によって生じる制限に対する感情的反応，が特定されました．

また，患者は入院に対して否定的ではなく，合理的な選択としてとらえていることがわかりました．これらの結果から，再入院を減らす介入方法だけではなく，患者を中心に据えた緩和ケアなどの介入研究の必要性が示唆されました．

2）質的研究の注意点

インタビューを用いたデータ収集では，本人が開示しても良いと考えることが語られることになり，常に本音を語ってもらえるとは限りません．また，参加者の回答に影響を与えるような誘導的な尋問や，研究者の態度や価値観などの非言語的なシグナルは，参加者の発言に影響を与える恐れがあります[84]．

そうした点も含め，質的研究で考慮しなくてはならない注意点を**表 4-15** に示します[78]．

表 4-15 質的研究の主な注意点

主な基準	内容
転用性 (transferability)	研究のデータから得られた概念的な発見を，その他の文脈（より広いコミュニティなど）に適用できる程度
信用性 (credibility)	研究結果は，研究参加者が語るストーリーや研究者の解釈に関連してどの程度信憑性があるか
再帰性 (reflexivity)	研究者が，研究課題の選択から研究参加者選択，データ収集，分析，データ解釈のすべての点で，研究プロジェクトにどのような影響を与えているか検証，説明しているか
透明性 (transparency)	データ収集から分析に至るまで，研究のプロセス全体が明示されているか？ それらのプロセスを選んだ根拠は？

〔Williams V, et al.：BMJ Evid Based Med 25（1）：9-11, 2020[78] より引用〕

Column⑦

新薬開発の成功確率は？

　新薬が開発されて実用に至るには平均で 10 〜 15 年の歳月がかかります．まず，薬効成分となりえ
る化合物の開発・発見を行う基礎研究には 2〜3 年を要します．次に実施されるのが前臨床試験です．
発見された化合物をラットなどの実験動物や細胞に投与し，生体や細胞にどのように取り込まれて排出
されるのか薬物動態を確認，有効性と安全性を確認します．3〜5 年かけて一定の安全性と有効性があ
ると結論付けられれば，ようやく人での効果を検証する臨床試験へと進みます．この時点でほとんどの
化合物の安全性と有効性は確認できず，8,696 分の 1（0.0115%）の化合物しか生き残りません．
　臨床試験は第一相試験，第二相試験，第三相試験に分かれ，3〜7 年かけられます．第一相試験では，
人体での薬物動態や安全性を確認することを目的として健康なボランティア数十名への化合物の投与が
行われます．第二相試験では，適切な用法・用量の検討，さらなる安全性・有効性の確認を目的として，
適応となりえる患者 100〜500 名程度で行われます．通常，プラセボ（偽薬）を用いたランダム化比
較試験が行われます．第三相試験では，数百〜1,000 名規模の患者が参加し，従来の薬剤や標準治療
と比較して安全性や有効性の面で優れているかを確認します．第三相試験で効果が確認された治験薬は，
厚生労働省での 1〜2 年の審査を受け，ようやく新薬として認められ臨床で利用されることになります．
この最後の承認までに行き着くのが，3 万 1,064 分の 1（0.0032%）と言われます（図 4-16）[85]．
　メディアでは，化合物の発見や前臨床試験の結果が大きく報道されることがあります．しかし，その
うちのほとんどが世の中に出てこない可能性があることは知っておきましょう．

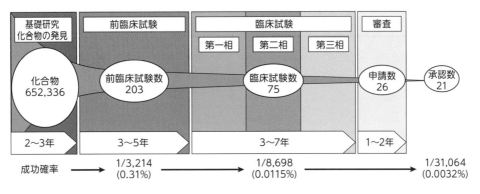

図 4-16　医薬品の開発にかかる期間と成功確率

第4章

引用文献

1) Smith VA, Coffman CJ, Hudgens MG : Interpreting the results of intention-to-treat, per-protocol, and as-treated analyses of clinical trials. JAMA 326 (5): 433-434, 2021

2) International Conlerenceon Harmonization : ICH guidelines for Biostatisticians in Industry E9, Statistical Principles for Clinical Trials. 1998

3) Pickham D, Berte N, Pihulic M, et al. : Effect of a wearable patient sensor on care delivery for preventing pressure injuries in acutely ill adults : a pragmatic randomized clinical trial (LS-HAPI study). Int J Nurs Stud 80 : 12-19, 2018

4) Nunan D, Heneghan C, Spencer EA : Catalogue of bias : allocation bias. BMJ Evid Based Med 23 (1): 20-21, 2018

5) Nunan D, Aronson J, Bankhead C : Catalogue of bias : attrition bias. BMJ Evid Based Med 23 (1): 21-22, 2018

6) Schulz KF, Grimes DA : Sample size slippages in randomised trials : exclusions and the lost and wayward. Lancet 359 (9308) : 781-785, 2002

7) Forbes D : Blinding : an essential component in decreasing risk of bias in experimental designs. Evid Based Nurs 16 (3) : 70-71, 2013

8) Mahtani K, Spencer EA, Brassey J, et al. :

Catalogue of bias : observer bias. BMJ Evid Based Med 23 (1) : 23-24, 2018

9) McCarney R, Warner J, Iliffe S, et al. : The Hawthorne Effect : a randomised, controlled trial. BMC Med Res Methodol 7 : 30, 2007

10) Tsao CW, Vasan RS : Cohort Profile : The Framingham Heart Study (FHS) : overview of milestones in cardiovascular epidemiology. Int J Epidemiol 44 (6) : 1800-1813, 2015

11) Ninomiya T : Japanese legacy cohort studies : The Hisayama Study. J Epidemiol 28 (11) : 444-451, 2018

12) Colditz GA, Philpott SE, Hankinson SE : The impact of the nurses' health study on population health : prevention, translation, and control. Am J Public Health 106 (9) : 1540-1545, 2016

13) Kitamura T, Kiyohara K, Sakai T, et al. : Public-access defibrillation and out-of-hospital cardiac arrest in Japan. N Engl J Med 375 (17) : 1649-1659, 2016

14) Chavarro JE, Rich-Edwards JW, Rosner BA, et al. : Diet and lifestyle in the prevention of ovulatory disorder infertility. Obstet Gynecol 110 (5) : 1050-1058, 2007

15) 康永秀生，田上　隆，大野幸子：超入門！スラスラわかるリアルワールドデータで臨床研究．金芳堂，京都，2019

16) Morita K, Matsui H, Fushimi K, et al. : Association between nurse staffing and in-hospital bone fractures : a retrospective cohort study. Health Serv Res 52 (3) : 1005-1023, 2017

17) Lohr KN, Steinwachs DM : Health services research : an evolving definition of the field. Health Serv Res 37 (1) : 7-9, 2002

18) Donabedian A : The quality of care. How can it be assessed? JAMA 260 (12) : 1743-1748, 1988

19) Aiken LH, Cimiotti JP, Sloane DM, et al. : Effects of nurse staffing and nurse education on patient deaths in hospitals with different nurse work environments. Med Care 49 (12) : 1047-1053, 2011

20) 康永秀生，山名隼人，岩上将夫：超絶解説 医学論文の難解な統計手法が手に取るようにわかる本．金原出版，東京，2019

21) Howe CJ, Cole SR, Lau B, et al. : Selection bias due to loss to follow up in cohort studies. Epidemiology 27 (1) : 91-97, 2016

22) Delgado-Rodriguez M, Llorca J : Bias. J Epidemiol Community Health 58 (8) : 635-641, 2004

23) Levesque LE, Hanley JA, Kezouh A, et al. : Problem of immortal time bias in cohort studies : example using statins for preventing progression of diabetes. BMJ 340 : b5087, 2010

24) Kirkeleit J, Riise T, Bjorge T, et al. : The healthy worker effect in cancer incidence studies. Am J Epidemiol 177 (11) : 1218-1224, 2013

25) Shrank WH, Patrick AR, Brookhart MA : Healthy user and related biases in observational studies of preventive interventions : a primer for physicians. J Gen Intern Med 26 (5) : 546-550, 2011

26) Sedgwick P : Bias in observational study designs: prospective cohort studies. BMJ 349 : g7731, 2014

27) Walraven CV : A comparison of methods to correct for misclassification bias from administrative database diagnostic codes. Int J Epidemiol 47 (2) : 605-616, 2018

28) Iwagami M, Shinozaki T : Introduction to matching in case-control and cohort studies. Ann Clin Epidemiology 4 (2) : 33-40, 2022

29) Schulz KF, Grimes DA : Case-control studies : research in reverse. Lancet 359 (9304) : 431-434, 2002

30) Wacholder S, McLaughlin JK, Silverman DT, et al. : Selection of controls in case-control studies. I. Principles. Am J Epidemiol 135 (9) : 1019-1028, 1992

31) Wacholder S, Silverman DT, McLaughlin JK, et al. : Selection of controls in case-control studies. II. Types of controls. Am J Epidemiol 135 (9) : 1029-1041, 1992

32) Grimes DA, Schulz KF : Compared to what? Finding controls for case-control studies. Lancet 365 (9468) : 1429-1433, 2005

33) Gawande AA, Studdert DM, Orav EJ, et al. : Risk factors for retained instruments and sponges after surgery. N Engl J Med 348 (3) : 229-235, 2003

34) Costello JM, Graham DA, Morrow DF, et al. : Risk factors for surgical site infection after cardiac surgery in children. Ann Thorac Surg 89 (6) : 1833-1841, discussion 1841-1842, 2010

35) Krauss MJ, Evanoff B, Hitcho E, et al. : A case-control study of patient, medication, and care-related risk factors for inpatient falls. J Gen Intern Med 20 (2) : 116-122, 2005

36) Trouillet JL, Vuagnat A, Combes A, et al. : Pseudomonas aeruginosa ventilator-associated pneumonia : comparison of episodes due to piperacillin-resistant versus piperacillin-susceptible organisms. Clin Infect Dis 34 (8) : 1047-1054, 2002

37) Hensgens MP, Goorhuis A, Dekkers OM, et al. : Time interval of increased risk for Clostridium difficile infection after exposure to antibiotics. J Antimicrob Chemother 67 (3) : 742-748, 2012

38) Wacholder S, Silverman DT, McLaughlin JK, et al. : Selection of controls in case-control studies. III. Design options. Am J Epidemiol 135 (9) : 1042-1050, 1992

39) 竹内久朗，鍵村達夫：コホート内ケース・コントロール研究．薬剤疫学，18：77-83，2014

40) Hankinson SE, Willett WC, Colditz GA, et al. : Circulating concentrations of insulin-like growth factor-I and risk of breast cancer. Lancet 351 (9113) : 1393-1396, 1998

41) Sackett DL : Bias in analytic research. J Chronic Dis 32 (1-2) : 51-63, 1979

42) Sedgwick P : What is recall bias? BMJ 344 : e3519, 2012

43) Sedgwick P : Non-response bias versus response bias. BMJ 348 : g2573, 2014

44) Sedgwick P : Bias in observational study designs : cross sectional studies. BMJ 350 : h1286, 2015

45) van der Leeuw G, Eggermont LH, Shi L, et al. : Pain and cognitive function among older adults living in the community. J Gerontol A Biol Sci Med Sci 71 (3) : 398-405, 2016

46) Tully AP, Hammond DA, Li C, et al. : Evaluation of medication errors at the transition of care from an ICU to non-ICU location. Crit Care Med 47 (4) : 543-549, 2019

47) Huang C, Wang Y, Li X, et al. : Clinical features of patients infected with 2019 novel coronavirus in Wuhan, China. Lancet 395 (10223) : 497-506, 2020

48) Murad MH, Montori VM, Ioannidis JP, et al. : How to read a systematic review and meta-analysis and apply the results to patient care : users' guides to the medical literature. JAMA 312 (2) : 171-179, 2014

49) Denissen S, Staring W, Kunkel D, et al. : Interventions for preventing falls in people after stroke. Cochrane Database Syst Rev 10 : CD008728, 2019

50) Cramer H, Lauche R, Klose P, et al. : Yoga for improving health-related quality of life, mental health and cancer-related symptoms in women diagnosed with breast cancer. Cochrane Database Syst Rev 1 (1) : CD010802, 2017

51) Minds 診療ガイドライン作成マニュアル編集委員会 : 第 4 章 システマティックレビュー. Minds 診療ガイドライン作成マニュアル 2020,ver.3.0, 2021

52) Riley RD, Higgins JP, Deeks JJ : Interpretation of random effects meta-analyses. BMJ 342 : d549, 2011

53) Sterne JA, Sutton AJ, Ioannidis JP, et al. : Recommendations for examining and interpreting funnel plot asymmetry in meta-analyses of randomised controlled trials. BMJ 343 : d4002, 2011

54) Furuya-Kanamori L, Xu C, Lin L, et al. : P value-driven methods were underpowered to detect publication bias: analysis of Cochrane review meta-analyses. J Clin Epidemiol 118 : 86-92, 2020

55) Garner P, Hopewell S, Chandler J, et al. : When and how to update systematic reviews : consensus and checklist. BMJ 354 : i3507, 2016

56) Shojania KG, Sampson M, Ansari MT, et al. : How quickly do systematic reviews go out of date? A survival analysis. Ann Intern Med 147 (4) : 224-233, 2007

57) Elliott JH, Synnot A, Turner T, et al. : Living systematic review : 1. Introduction-the why, what, when, and how. J Clin Epidemiol 91 : 23-30, 2017

58) Inouye SK, van Dyck CH, Alessi CA, et al. : Clarifying confusion : the confusion assessment method. A new method for detection of delirium. Ann Intern Med 113 (12) : 941-948, 1990

59) Kroenke K, Spitzer RL, Williams JB : The PHQ-9 : validity of a brief depression severity measure. J Gen Intern Med 16 (9) : 606-613, 2001

60) Swets JA : Measuring the accuracy of diagnostic systems. Science 240 (4857) : 1285-1293, 1988

61) Ikeda M, Matsunaga T, Irabu N, et al. : Using vital signs to diagnose impaired consciousness : cross sectional observational study. BMJ 325 (7368) : 800, 2002

62) Landis JR, Koch GG : The measurement of observer agreement for categorical data. Biometrics 33 (1) : 159-174, 1977

63) Ransohoff DF, Feinstein AR : Problems of spectrum and bias in evaluating the efficacy of diagnostic tests. N Engl J Med 299 (17) : 926-930, 1978

64) O'Sullivan JW, Banerjee A, Heneghan C, et al. : Verification bias. BMJ Evid Based Med 23 (2) : 54-55, 2018

65) Worster A, Carpenter C : Incorporation bias in studies of diagnostic tests: how to avoid being biased about bias. CJEM 10 (2) : 174-175, 2008

66) Curtis AC, Keeler C : Diagnostic Studies: Measures of Accuracy in Nursing Research. Am J Nurs 122 (6) : 44-49, 2022

67) Steyerberg EW, Moons KG, van der Windt DA, et al. : Prognosis Research Strategy (PROGRESS) 3 : prognostic model research. PLoS Med 10 (2) : e1001381, 2013

68) Cheon S, Agarwal A, Popovic M, et al. : The accuracy of clinicians' predictions of survival in advanced cancer : a review. Ann Palliat Med 5 (1) : 22-29, 2016

69) Moons KG, Altman DG, Reitsma JB, et al. : Transparent Reporting of a multivariable prediction model for Individual Prognosis or Diagnosis (TRIPOD) : explanation and elaboration. Ann Intern Med 162 (1) : W1-73, 2015

70) van Smeden M, Reitsma JB, Riley RD, et al. : Clinical prediction models : diagnosis versus prognosis. J Clin Epidemiol 132 : 142-145, 2021

71) Wells PS, Anderson DR, Bormanis J, et al. : Value of assessment of pretest probability of deep-vein thrombosis in clinical management. Lancet 350 (9094) : 1795-1798,1997

第
4
章

72) Oliver D, Britton M, Seed P, et al. : Development and evaluation of evidence based risk assessment tool (STRATIFY) to predict which elderly inpatients will fall : case-control and cohort studies. BMJ 315 (7115) : 1049-1053, 1997

73) Grady D, Berkowitz SA : Why is a good clinical prediction rule so hard to find? Arch Intern Med 171 (19) : 1701-1702, 2011

74) Smith DM, Winsemius DK, Besdine RW : Pressure sores in the elderly : can this outcome be improved? J Gen Intern Med 6 (1) : 81-93, 1991

75) Haines TP, Hill K, Walsh W, et al. : Design-related bias in hospital fall risk screening tool predictive accuracy evaluations : systematic review and meta-analysis. J Gerontol A Biol Sci Med Sci 62 (6) : 664-672, 2007

76) American Academy of Pediatrics committee on Fetus and Newborn, American College of Obstetricians and Gynecologists Committee on Obstetric Practice : The Apgar Score. Pediatrics 136 (4) : 819-822, 2015

77) Moorley C, Cathala X : How to appraise qualitative research. Evid Based Nurs 22 (1) : 10-13, 2019

78) Williams V, Boylan AM, Nunan D : Critical appraisal of qualitative research: necessity, partialities and the issue of bias. BMJ Evid Based Med 25 (1) : 9-11, 2020

79) Barbour RS : The role of qualitative research in broadening the 'evidence base' for clinical practice. J Eval Clin Pract 6 (2) : 155-163, 2000

80) Tan TP, Stokes T, Shaw EJ : Use of qualitative research as evidence in the clinical guideline program of the National Institute for Health and Clinical Excellence. Int J Evid Based Healthc 7 (3) : 169-172, 2009

81) Carroll C : Qualitative evidence synthesis to improve implementation of clinical guidelines. BMJ 356 : j80, 2017

82) Williams V, Boylan AM, Nunan D : Qualitative research as evidence: expanding the paradigm for evidence-based healthcare. BMJ Evid Based Med 24 (5) : 168-169, 2019

83) Sevilla-Cazes J, Ahmad FS, Bowles KH, et al. : Heart failure home management challenges and reasons for readmission : a qualitative study to understand the patient's perspective. J Gen Intern Med 33 (10) : 1700-1707, 2018

84) Barrett D, Twycross A : Data collection in qualitative research. Evid Based Nurs 21 (3) : 63-64, 2018

85) 厚生労働省：医薬品産業ビジョン 2021. 2021

第 5 章

EBM/Nの Step 3：
③論文の読み方と批判的吟味

Key Point

- ✓ 原著論文は IMRAD の順に論理展開を追いながら読む.

- ✓ Abstract は論文全体の要約である. 論文の限界はほとんど記載されない.

- ✓ Introduction から「研究を行う根拠が明確か？」「研究を行う価値があるか？」を読み取る.

- ✓ 不適切な研究実施がさまざまなバイアスの発生に直結するため，Methods（方法）を注意して読むことが批判的吟味をする上でも重要である.

- ✓ Results（結果）は，研究対象集団組み入れの結果，集団の特徴，統計解析結果の順に示される. 統計的有意差の有無のみに着目せず，信頼区間や効果の大きさにも注意を払う.

- ✓ Discussion（考察）では Results に対する著者らの解釈や判断が含まれる. Results と Discussion に論理的整合性が保たれているかどうかを読み解く.

- ✓ 批判的吟味の目的は，研究が研究結果の真実性をどの程度脅かすものなのか，または許容できる程度のものなのかを評価することである.

- ✓ 批判的吟味のツールとして，診療ガイドラインの評価を行う AGREE Ⅱ などがある. また，個々の研究のバイアスリスクを評価するツールもある.

- ✓ GRADE とは，エビデンスの質と推奨の強さを評価するためのアプローチである.

- ✓ 報告ガイドラインとは，原著論文に記載すべき事項をまとめた文書である.

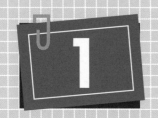

論文の読み方

1 原著論文の構造

　本章では，論文の批判的吟味を行う際に理解しておくべき基礎知識を解説します．

　論文はフルテキストを完読することが基本です．**Abstract（抄録）**だけ確認して読んだつもりになっていてはなりません．Abstract と **Table/Figure（図表）**と **Conclusion（結論）**だけを拾い読みすれば，論文の大筋はつかめます．しかし，そのような読み方では，研究の限界など注意すべきポイントを見逃しかねません．

1) IMRAD

　原著論文は，Abstract と Text（本文）で構成されます．Text は，**IMRAD**（**I**ntroduction, **M**ethods, **R**esults **A**nd **D**iscussion）という構成が主に用いられます．Introduction（序論）では，研究の背景と目的が示されます．Methods（方法）では研究の方法が，Results（結果）では研究結果が示されます．Discussion（考察）では，結果の解釈，今回の結果の位置づけ，今後の研究の必要性などが示されます．すなわち論文における論理展開の流れは，視点が広いところから研究目的に絞って展開され，最後には視点を広げて考察がなされます（**図 5-1**）．

2) Title と Abstract

　Abstract（抄録）は論文全体の要約になります．一般的に，Background（背景），Methods（方法），Results（結果），Conclusion（結

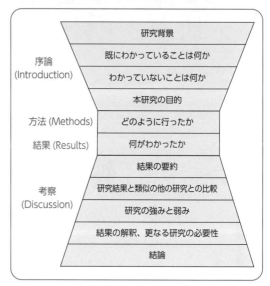

図 5-1　論文における IMRAD 形式

論）に構造化されます．

　Abstract を読むことにより，その研究が自身の関心と一致するかを確認し，さらにフルテキストを読み進めるかどうか判断できます．また，論文の概要を掴み，論文全体を理解するための事前準備にもなります．Abstract を読んで，研究内容を **PI（E）CO** に落とし込んで整理することをおすすめします．

　誰もが無料でアクセスできるのは，論文の **Title（タイトル）**と Abstract に限られます．読者の興味を引くために，論文の特徴や結果を強調した Abstract も見受けられます．研究の限界はほとんど示されないため，Abstract だけで論文の価値をはかるのは危険です．

88002-130 JCOPY

3) Introduction

通常，Introduction（序論）は以下のように3〜4つの段落で構成されます（**表 5-1**）.

表 5-1　一般的な Introduction の構成

1 段落目	研究分野の一般的な関心事や背景を提示し，問題の大きさや社会的なインパクトを提示
2 段落目	その分野について「何がどこまで明らかになっているか」の要約を提示
3 段落目	「まだ明らかになっていないことは何か」を要約し，2 段落目との対比から研究が必要である根拠を提示
4 段落目	研究目的の提示

2 段落目と 3 段落目の「すでに明らかになっていること」と「まだ明らかになっていないこと」の対比から「研究を行う根拠が明確か？」「研究を行う価値があるか？」を読み取り，4 段落目で示される研究目的と合わせて研究の重要性と自身の臨床的疑問との一致性を確認します.

4 段落目では，その研究が「治療介入/予防」「病因/リスク」「予後/予測」「診断」「実態把握/記述」「意味」のどの疑問の型にあてはまるかについても把握します.

4) Methods

Methods（方法）には，①研究デザイン，②データ収集の設定（場所や期間），③対象者の組み入れ・除外基準，④介入/曝露群と比較群の定義，⑤アウトカムやその他変数の設定と測定方法，⑥統計解析手法や使用した統計ソフト，⑦倫理的配慮が記載されます. 研究を料理に例えると，Methods は，研究の材料とその調理の仕方をリストアップしたレシピのようなものです. 理想的には，他の研究者が論文の Methods のとおりに研究を行えば，同じような結果が再現されるような書き方が望まれます[1].

研究で言及されるすべての用語，理論，概念が明確に定義されているかを念頭に置いて，①研究の場所や研究対象集団は適切といえるか？②曝露・介入内容，その他の重要な変数，アウトカムの定義とその判定方法は明確で妥当か？これらを測定・収集する実施方法に問題はないか？③バイアス（とくに交絡）とその対応（制御）は適切か？④統計解析手法は適切で明確か，について確認します. 不適切な研究実施がさまざまなバイアスの発生に直結するため，Methods を注意して読むことが重要です.

5) Results

Results（結果）の項目は，①研究対象集団の組み入れの結果→②集団背景の特徴→③統計解析結果の順に示されます.

研究対象集団が選択される過程とその結果は，文章だけでなくフローチャートに図示されることがあります. 研究の候補者集団から，**組み入れ基準**（inclusion criteria）・**除外基準**（exclusion criteria）に沿って対象者を選択した結果，最終的にどのような解析対象集団になったかについて確認します.

組み入れ基準として，①対象となる研究期間と場所，②患者背景（年齢層や特定の疾患など），③臨床的特徴などが挙げられます. 除外基準としては，①フォローアップ困難（高齢者，重症患者，指示に従えない可能性の高い患者など），②安全性・有効性の評価に適さない状態（高齢，併存症や併用薬，介入に対する禁忌事項など），③倫理的配慮（説明と同意が容易でない状態，参加拒否などの自由）などが挙げられます.

結果に影響を与える可能性がある大幅な研究候補者の除外，追跡開始後の脱落やデータ欠測による除外などはないか，また最終的に研究対象者となった集団は偏った特徴を持つ集団になっていないかを，注意深く読み解きます. なぜならこれらは**内的妥当性・外的妥当性**に関連するからです.

研究対象となった集団の特徴は，Table 1 に提示されます．Table 1 について，以下の点を注意深く読み解く必要があります．

①対象集団の特徴を判断するのに十分な特性が示されているか？

②比較される両群の間で，介入や曝露の反応に影響を与える可能性のある特性（交絡など）は漏れなく収集されているか？　重要な違いがあるか？

③自身が携わる臨床現場の集団と類似しているか？

④どのような特徴を持つ集団と表現できるか？

このように，Table 1 から研究の**内的妥当性**と**外的妥当性**に関する情報を把握できます[2]．

最後に，統計解析の主要な結果は，Table や Figure を用いて提示され，本文でも説明されます．まず，研究結果は厳密な研究実施の上で得られた信用できる内容かを読み解くことが重要です．結果自体の読み解き方については，統計的有意差の有無だけでなく，信頼区間や効果

の大きさにも注意を払うことが重要です．

Methods での「統計解析手法の記載」と Results での「統計解析結果の記載」は，1 対 1 に対応しているはずです．統計解析手法とその結果を理解しづらい場合には、Methods の「統計解析の最初の記載」→Results の「最初の記載」、Methods の「統計解析部分の 2 つ目の記載」→Results の「2 つめの記載」と Methods と Results の対応を意識して読み進めることをお勧めします。

6) Discussion

Methods と Results は，事実を淡々と記述することが原則です．それに対して，Discussion（考察）では Results に対する著者らの解釈や判断が含まれます．読者は，Results と Discussion の論理的整合性を読み解く必要があります．

Discussion の構成は論文によってさまざまですが，基本的には**表 5-2** の要素をすべて含むように記載されることが望まれます[3]．

表 5-2　一般的な Discussion の構成

要素	読解のポイント
1. 主な結果の概要	研究で行われたこととその結果の要約内容を確認する．
2. 先行研究との比較による強みと弱み，結果の違い	これまでの研究に比べて何が付け加えられたか？　それがどれくらい重要か？　今回の研究がどのような立ち位置にあるのかを確認する．
3. 結果の解釈と意味合い	得られた結果は予想どおりだったか，得られた結果は生物学的・疫学的・臨床的にどのように説明可能か，著者による結果の解釈を確認する．著者が説明する結果の含意（結果から何がどこまで言えるか，そして医療・社会をどう改善させられるか）を確認する．ここで論理の飛躍が起こりやすいので，結果に基づかない「あるべき」論や著者の自己主張になっていないか注意する．
4. 限界点と未解決の課題	得られた結果に影響を与えうる限界点，研究デザイン上の問題やさまざまなバイアスの可能性について確認する．研究をさらに洗練するために何が必要か，未解決でさらなる研究が必要となるような課題は何かも確認する．
5. 結論	二次アウトカムやサブグループ解析の結果の強調，結果の飛躍や拡大解釈，誇張されたメッセージになっていないかなど，目的と結果，限界を踏まえた上での結論になっているかを確認する．

88002-130 JCOPY

より深く学ぶための ワンポイント

研究対象者の大幅な除外に対する批判

　入院中に抗菌薬を投与された高齢患者を対象に，プロバイオティクス乳酸菌製剤に抗菌薬関連下痢症の発生予防効果があるかを検証するランダム化比較試験が行われました[4]．

> 疑問の型：「治療介入／予防 (Treatment/Prevention)」
> Ｐ：ロンドンの 3 つの病院に入院し抗菌薬が使用された 50 歳以上で経口摂取が可能な者
> Ｉ：プロバイオティクスヨーグルトドリンク (抗菌薬開始後 48 時間以内に開始し，
> 　抗菌薬の終了後も 1 週間継続)
> Ｃ：無菌ミルクセーキ (抗菌薬開始後 48 時間以内に開始し，抗菌薬の終了後も 1 週間継続)
> Ｏ：退院後 4 週間までの抗菌薬関連下痢症の発生

　この研究では除外基準として，①入院時またはその前の週に下痢をした者，下痢を再発した者，下痢を引き起こす可能性のある腸疾患を持つ者，②過去 4 週間に下痢を引き起こすハイリスクとされる種類の抗菌薬 (クリンダマイシン，セファロスポリン，アミノペニシリン) の使用，またはその他の抗菌薬を 2 コース以上投与されている者，③生命を脅かす重篤な疾患，免疫抑制のある者，腸の手術を受けた者，人工心臓弁患者，リウマチ性心疾患の既往のある者，感染性心内膜炎の既往のある者，④入院前に定期的なプロバイオティクス治療を受けている者，⑤乳糖不耐症または乳製品に対する不耐症の者，の 5 つが設定されました．

　その結果，研究候補者 1,760 人のうち研究参加したのはたった 135 人でした．著者らは，5 つの除外基準のどれに該当して除外したのか詳しい内訳を明かしていません．抗菌薬とは無関係の原因で下痢を起こす可能性による除外が 61%，インフォームド・コンセントの欠如を理由にした除外が 18%，安全性の懸念による除外が 21% としています．さらに，この研究では，最終的に研究対象者の 16% (135 人中 22 人) が追跡不能になっています．

　多くの研究対象候補者の除外が起きたことによって，論文公表後に外的妥当性に関する以下のような批判を受けました．

批判 1：この研究で用いられた選択的な組み入れ・除外基準は，結果を解釈する上で非常に重要である．参加資格が評価された 1,760 人のうち 135 人の患者を登録するのに 2 年以上がかかり，そのうちアウトカムの発生が追跡調査されたのは 113 人だけであった．対象者の 7% に満たないデータを，どのように日常診療に応用できるのだろうか？[5]

批判 2：抗菌薬関連下痢症の高リスクとされる抗菌薬を過去に服用した患者を除外したのは驚きである．下痢を防ぐことが特に重要な集団を除外することは，この研究を価値のないものにしているのではないか？[6] 研究結果の適用可能性を低くするのではないか？[7]

批判 3：追跡不能例が 16% と高く，解析から除外されたことは研究結果の信頼性に対する重大な脅威である[8]．

言語翻訳サービスの利用

　エビデンスの情報源のほとんどは英語で書かれています．しかし，英語への苦手意識がある方は多いでしょう．言語の壁も EBM/N を実践する上での障壁の 1 つです．それを克服する手段の 1 つとして，英語の翻訳サービスを利用する方法もあります．最近は，Google 翻訳や DeepL 翻訳など，利用可能な翻訳サービスは増加しており，翻訳の精度も向上しているようです．

　上記の「**より深く学ぶためのワンポイント**」で取り上げた論文[4] の Introduction を DeepL で翻訳してみたところ，おおむね適切に翻訳されたものの，一部に誤訳が認められ，一部の文章が翻訳されずに抜け落ちることが確認できました．さすがにまったく反対の意味に翻訳されてしまうようなことはなさそうですが，翻訳結果を盲信することは危険そうです．参考程度に利用すれば，言語のハードルは下げられるかもしれません．

88002-130 JCOPY

2 情報の批判的吟味

1 批判的吟味とは？

EBM/N 実践の Step 2「情報収集」を終えた後，Step 3 の「情報の**批判的吟味**（critical appraisal）」では，研究の質を評価します．学術雑誌に掲載される原著論文は，査読のプロセスを経て一定水準の質が担保されているはずです．とはいえ，論文の出版数は増え続けており，不適切なデザインによる質の低い研究も増えていて[9]，臨床家が質の高いケアを提供できなくなることも懸念されています[10]．すべての原著論文の質が高いわけではなく，研究の質にはばらつきがあることを認識する必要があります．自身の臨床疑問に答える可能性のある論文が見つかったというだけで，確実なエビデンスがあるとは言えず，論文内容の批判的吟味が欠かせません．ここでいう「**批判的**（critical）」

とは，「判断を下すために問題を客観的に分析・評価すること（Oxford 英語辞典）」を指しており，研究の欠点をあげつらうことを意味していません[11]．疫学辞典でも，「Critical appraisal とは，データの妥当性，報告の完全性，研究の方法と手順，結論，倫理基準の遵守などを評価するために，研究に対する証拠の基準を適用すること」と説明されています[12]．「完璧な研究はない．あるのは不完全な研究だけである（"There are no perfect studies — only imperfect ones."）」[13] という格言があるとおり，欠点がまったくない研究は存在しません．批判的吟味の目的は，研究の欠点や限界点が研究結果の真実性をどの程度脅かすか，または許容できる程度かを評価することです．

2 批判的吟味を行うスキルは必要か？

従来，EBM 教育の専門家は，EBM/N 実践のために「臨床家が原著論文やシステマティックレビューを批判的に吟味できる必要がある」と指摘してきました．その一方，論文の質を評価できるようになるには大学院レベルの習熟度が必要とされ，批判的吟味のスキルは重要な要素ではないという意見もあります[14]．ほとんどの人は，批判的吟味のスキルを身につけることに興味はなく，興味があってもそのための学習時間を確保できず，また仮にスキルを身につけても臨床現場で活用するための時間がないことが指摘されています[14]．

まずは**二次資料**（第2章 **2** 参照）を適切に選択して利用することで EBM/N を実践することは可能とされ[14]，批判的吟味のスキル習得は最優先事項とされていません．

しかし，適切な二次資料が存在しない場合，原著論文の批判的吟味が必要になります．そのため，理想的には臨床家の誰しもが批判的吟味のスキルを習得することが望まれます．そこでここからはいくつかの**批判的吟味ツール**（critical appraisal tool）を紹介します．それらを使いながら原著論文を読み進めることで，それぞれの研究で注意すべき点を明らかにできます．

専門知識を維持するためにはどれだけの論文を読む必要があるのか？

約20年前，世界五大医学雑誌の1つである *JAMA* の editorial に，以下のような記事が掲載されました[15]．「内科医が最新の医学知識を維持するためには，計算上，毎日20編（1年間では7,300編）の原著論文を読む必要がある．これは実現不可能な数である」．この editorial が公表されてから20年間の間に，公表される論文数はさらに増えているため，1日に読むべき論文数はさらに増えているかもしれません．このことからも，多くの原著論文を自ら読んで内容を吟味するよりも，まずは二次資料を有効に活用する必要があるといえるでしょう．

3 批判的吟味ツールの活用

研究の質を評価する手助けになるように設計された批判的吟味ツールは数多く存在します[16]．診療ガイドラインの評価を行うための **AGREE Ⅱ**，システマティックレビューの評価を行うための **AMSTAR 2**，システマティックレビューを行う際に個々の研究（原著論文）のバイアスリスクを評価するための**リスクオブバイアスツール**などがあります（**表5-3**）．

1）AGREE Ⅱ

AGREE Ⅱ は，診療ガイドラインの開発，報告，評価に対応するツールです．診療ガイドライン作成者だけでなく，臨床で活用したい人にとっての評価ツールとしても使用できます．2003年に AGREE Collaboration と呼ばれるガイドライン開発者と研究者からなる国際チームが，厳密な方法論に基づく共同研究の成果物として，このツールの前身となる AGREE を発表しました[17]．この改訂版として2009年にAGREE Ⅱが発表され，Minds から日本語訳版も公表されています[18]．

ガイドライン自体の質評価はできますが，実際に目の前の患者に適用できるかどうかは判断できません[19]．

2）その他のツール

AMSTAR 2 は，専門家でなくても医療介入に関するランダム化比較試験および非ランダム化比較試験のシステマティックレビューを評価できるよう作成されたツールです[20]．

リスクオブバイアスツールは，システマティックレビューを実施するときに個々の研究がどの程度バイアスのリスクに晒されているかを評価するためのツールです．システマティックレビュー実施のために作成されていますが，批判的吟味のために使うことも想定されています．代表的なものとして，システマティックレビューの評価に用いる **ROBIS**[21]，ランダム化比較試験の評価に用いる **RoB2**[22]，非ランダム化比較試験（介入研究）の評価に用いる **ROBINS-I**[23]，曝露の影響を評価する観察研究の評価に用いる **ROBINS-E**[24]，予後因子研究の評価に用いる **QUIPS**[25]，予測モデル研究の評価に用いる **PROBAST**[26]，診断精度研究の評価に用いる **QUADAS-2**[27] があります．

その他，EBM/N の実践支援を行っている多くの組織から批判的吟味ツールが提供されています．各種団体のウェブサイトからダウンロード可能です．例えば，**Critical Appraisal Skills Programme（CASP）**によるチェックリスト

表 5-3　さまざまな評価ツールとリスクオブバイアスツール

評価ツール		評価する対象
AGREE Ⅱ (The Appraisal of Guidelines for REsearch and Evaluation Ⅱ)		診療ガイドラインの質を評価するために作成されたツール（日本語訳あり）
AMSTAR 2 (A MeaSurement Tool to Assess systematic Reviews 2)		システマティックレビューの質を評価するために作成されたツール（日本語訳あり）
リスクオブバイアスツール	ROBIS (Risk Of Bias Assessment Tool for Systematic Reviews)	システマティックレビューのバイアスを評価するために作成されたツール
	RoB 2 (Risk of Bias 2)	ランダム化比較試験のバイアスを評価するために作成されたツール
	ROBINS-I (Risk Of Bias In Non-randomized Studies for Interventions)	ランダム化比較試験ではない介入研究のバイアスを評価するために作成されたツール
	ROBINS-E (Risk Of Bias In Non-randomized Studies for Exposure)	曝露（環境曝露，職業曝露，行動曝露を含む）が健康に及ぼす影響を評価する観察研究（病因／リスクの疑問に答える研究）のバイアスを評価するために作成されたツール
	QUIPS (QUality In Prognostic Studies)	予後／予測に関する研究のうち，予後因子を調査する研究のバイアスリスクを評価するために作成されたツール
	PROBAST (Prediction model Risk Of Bias ASsessment Tool)	予後／予測に関する研究のうち，予測モデルに関する研究のバイアスリスクを評価するために作成されたツール
	QUADAS-2 (QUality Assessment of Diagnostic Accuracy Studies 2)	診断研究のバイアスを評価するために作成されたツール（日本語訳あり）

は著作権のハードルが低い（CC BY-NC-SA 4.0）こともあり，システマティックレビューにおける個々の研究の評価に利用されることがあります[28]．しかし，AGREE Ⅱや AMSTAR 2，リスクオブバイアスツールとは違って，これら団体のツールは妥当性・信頼性の検証はほとんど行われていないため[29]，正しく質が評価できる保証も他の人と評価が一致する保証もないことに注意が必要です．

より深く学ぶための **ワンポイント**

EBM/N の実践支援を行っている団体

　以下の団体は，EBM/N 実践のためにさまざまな教育プログラムなどを提供しています．ウェブサイトも充実しているため，興味のある方はアクセスしてみてください．

● **Critical Appraisal Skills Programme (CASP)** (https://casp-uk.net)

　英国オックスフォードで市民のための健康支援活動の一部として EBM/N の実践活動を行う団体です．

医療や保健の現場で医療的な判断を下す専門職だけでなく，その判断に関わるすべての人（患者本人，家族や患者の支援者など）が，その判断の根拠となった情報を理解して判断し，行動できるように支援することを目的としています．長年，EBMに関する医療従事者へのトレーニング提供を行なっています．

● **The Centre for Evidence-Based Medicine (CEBM)** (https://www.cebm.net)

EBMの父と呼ばれるDavid Sackettによって，1995年にオックスフォード大学に設置されたEBMセンターです．日常臨床における医療改善のため，質の高いエビデンスに基づく医療の実践，教育，普及に取り組んでいます．さまざまなプログラムを提供し，医療のあらゆる分野の臨床医，学生，専門家，政策立案者，患者，一般市民をサポートしています．

● **Joanna Briggs Institute (JBI)** (https://jbi.global/)

オーストラリアのアデレード大学に本部を構える非営利国際団体です．看護・助産・保健領域においてEBNを推進することを目的としており，コクラン（第2章を参照）の看護版として紹介されることもあります．

● **BestBETs** (https://bestbets.org/index.php)

Best Evidence Topicsの略．英国マンチェスター王立病院の救急部で開発され，各文献のレビューを提供しています．当初は救急医療のみに焦点を当てていましたが，現在は心臓血管外科，看護，プライマリーケア，小児科もカバーしています．

4 GRADE

GRADE（Grading of Recommendations Assessment, Development and Evaluation）とは，**エビデンスの質**と推奨の強さを評価するためのアプローチです．診療ガイドライン作成とシステマティックレビューでの結果の最終評価では，このGRADEアプローチに従うことが推奨されています[30]．コクラン，Minds，UpToDateなどでも採用され，国際標準となっています[31]．

1）GRADEによるエビデンスの質の評価

GRADEによるエビデンスの質の評価は，個々の研究に対して行われるのではありません．関連する論文を網羅的に収集してアウトカムごとに評価が行われます[32]．このように，アウトカムごとに集められたエビデンスをエビデンスの総体（body of evidence）と呼びます（図5-2）．

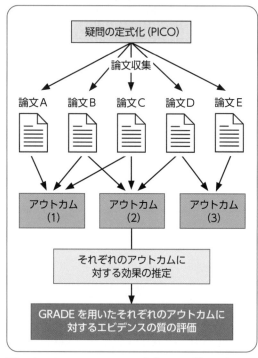

図5-2 GRADEによるエビデンスの質の評価の流れ

システマティックレビューでは，各種アウトカムごとに効果の大きさとエビデンスの質の評価結果を盛り込んだ「結果の概要（summary of findings）」のテーブルを提示することが求められます[33]〔第 4 章「システマティックレビュー 5）総合評価」を参照〕.

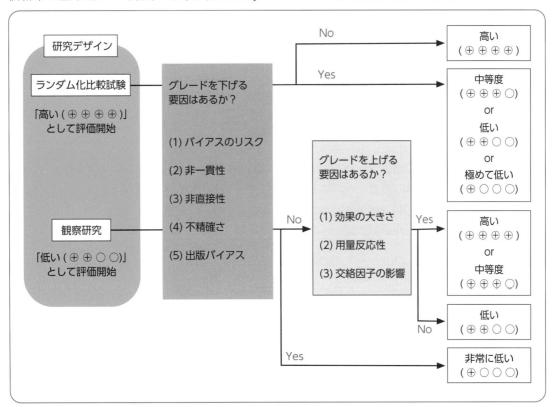

図 5-3　GRADE によるエビデンスの質の評価

①研究デザイン

GRADE によるエビデンスの質の評価は，「高い」「中等度」「低い」「非常に低い」の 4 段階で表されます．まず研究デザインによって，ランダム化比較試験と観察研究に分けられます．ランダム化比較試験の場合は「高い」とし，観察研究の場合は「低い」として評価を開始します．そこから，さらにエビデンスの質のグレードを下げるか上げるか評価して，最終的なエビデンスの質を 4 段階で評価します（図 5-3）[33].

②グレードを下げる 5 つの要因

以下の 5 つの要因について，それぞれ「深刻な影響」がある場合は 1 段階グレードを下げ，「非常に深刻な影響」がある場合は 2 段階グレードを下げます（表 5-4）.

表5-4　グレードを下げる5つの要因

①バイアスのリスク	バイアスの影響を受けているか？
②非一貫性	さまざまな研究結果に類似性はあるか？また，研究間の対象者，介入内容，方法論などの違いは大きくないか？（メタアナリシスにおける異質性を指す.）
③非直接性	研究の対象集団，介入の内容，アウトカムが直接関心の持てるものになっているか？また，興味のあるアウトカムが直接比較されているか？
④不精確さ	結果の信頼区間が広い，サンプルサイズが少ない，アウトカム発生数が少ないなどの影響を受けていないか？
⑤出版バイアス[34]	出版バイアスの影響を受けているか？

③グレードを上げる3つの要因

観察研究では，以下の3つ要因についてそれぞれ「大きな影響」がある場合は1段階グレードを上げ，「非常に大きな影響」がある場合は2段階グレードを上げます（表5-5）．グレードを下げる5つの要因に該当した場合には，グレードを上げることはしません.

表5-5　グレードを上げる3つの要因

①効果の大きさ	方法論的に厳格な研究であり，相対リスク（RR）が2以上（または0.5未満）の大きな関連が認められるか？（該当すれば，1段階グレードを上げる） 方法論的に厳格な研究であり，RRが5以上（または0.2未満）の極めて大きな関連が認められるか？（該当すれば，2段階グレードを上げる）
②用量反応性	治療が遅れるほどにアウトカムが不良になる，治療レベルを超えて投与量が増えるほど副作用が増えるなどの用量反応性が見られるか？
③交絡因子の影響	すべての交絡因子が，効果を減少させる方向に働くにも関わらず，それでもなお効果が認められたか？

2）推奨度の決定

システマティックレビューでは，エビデンスの質の評価までが行われます.

推奨度の決定は，診療ガイドラインで行われます．各プラクティスに対する推奨内容とその推奨度を決める際に，①エビデンスの質，②利益と害のバランス，③患者と医療者の意思決定（価値観と好み），④コストや利用可能なリソース，の4点を総合的に評価します．その上で，「推奨の方向性（推奨する，または，推奨しない）」と「推奨の強さ（強い推奨，または弱い推奨）」の組み合わせにより，4段階の推奨度が決定されます[32].

例えば，患者個人の価値観や好みが確実でない，あるいは価値観と好みが患者間でばらつく場合には，エビデンスの質が高くても推奨度は下げられます.

また，「推奨の強さ（1: 強い推奨，または2: 弱い推奨）」と「エビデンスの質（A「高」，B「中」C「低」，D「非常に低い」）」の組み合わせで表されることもあります．表5-6に，UpToDateやガイドラインなどでも用いられている介入に関する推奨度の分類とその意味合いをまとめました.

88002-130 JCOPY

表 5-6　GRADE に基づく介入的行為に対する推奨度の意味

推薦のグレード	リスク / ベネフィットの明確化	意味合い
1A 強い推奨, 質の高いエビデンス	それを行うことによって得られる利益がリスクや負担を明らかに上回っている,またはその逆.	強い推奨であり,ほとんどの状況でほとんどの患者に適用できる.臨床家は,別のやり方を選ぶ明確で説得力のある根拠がない限り,この強い推奨に従うべきである.
1B 強い推奨, 中程度の質のエビデンス	それを行うことによって得られる利益がリスクと負担を明らかに上回っている,またはその逆.	強い推奨であり,ほとんどの患者に適用できる.臨床家は,別の方法をとる明確で説得力のある根拠がない限り,この強い推奨に従うべきである.
1C 強い推奨, 質の低いエビデンス	それを行うことによって得られる利益がリスクや負担を上回ると考えられる,あるいはその逆.	強い推奨であり,ほとんどの患者に適用できる.ただし,この推奨を裏付けるエビデンスには質の低いものも含まれる.
1D 強い推奨, 非常に質の低いエビデンス	それを行うことによって得られる利益がリスクや負担を上回ると考えられる,あるいはその逆.	強い推奨だが,これは症例報告や専門家の判断に基づくものである.
2A 弱い推奨, 質の高いエビデンス	それを行うことによって得られる利益はリスクや負担と釣り合っている.	弱い推奨であり,最善と考えられる方法が何であるかは,取り巻く状況,患者または社会の価値観によって異なる可能性がある.
2B 弱い推奨, 中程度の質のエビデンス	それを行うことによって得られる利益はリスクや負担と釣り合っており,利益・リスク・負担の推定に不確実性がある.	弱い推奨であり,状況によってはその他のアプローチのほうが最善と考えられる患者も存在する.
2C 弱い推奨, 質の低いエビデンス	それを行うことによって得られる利益はリスクや負担と釣り合っているかもしれない.利益・リスク・負担の推定に不確実性がある.	非常に弱い推奨であり,他の選択肢が妥当かもしれない.
2D 弱い推奨, 非常に質の低いエビデンス	それを行うことによって得られる利益はリスクや負担と釣り合っているかもしれない.利益・リスク・負担の推定に不確実性がある.	非常に弱い推奨.他の選択肢が妥当かもしれない.

〔Wolters Kluwer：Grading Guide（UpToDate®）[35]，Fletcher GS：Clinical Epidemiology：The Essentials. Lippincott Williams & Wilkins, Baltimore, 2021[36]，Connor A, et al.：Gut 61（11）：1525-1532, 2012[37] をもとに作成〕

5　報告ガイドライン

　報告ガイドライン（**reporting guideline**）とは,研究内容を原著論文として報告する際に記載すべき事項をまとめた文書です.論文報告の質改善を目的として開発されました.報告ガイドラインのデータベースである **EQUATOR Network**（https://www.equator-network.org）には 500 を超える報告ガイドラインが掲載されています.

　主要な報告ガイドラインとしてランダム化比較試験の研究報告ガイドラインである **CONSORT 声明**[38]，観察研究の報告に関するガイドラインである **STROBE 声明**[39]，などが挙げられます（**表 5-7**）.

　これらのガイドラインを遵守して論文を執筆

することを要求する雑誌は多くなっています. これらのガイドラインに沿って論文が書かれているか, 読者が確認することも重要です. しかし,「報告の質の高さ」と「研究で用いられた方法の質の高さ」は必ずしも一致しません. 報告ガイドラインを使用して研究内容自体の質を評価することは適切ではありません[40].

表5-7　主な報告ガイドライン

診療ガイドライン	AGREE 報告チェックリスト（Appraisal of Guidelines for Research and Evaluation）[17]
Systematic reviews	PRISMA 2020 声明（The Preferred Reporting Items for Systematic reviews and Meta-Analyses）[41]
ランダム化比較試験	CONSORT 声明（Consolidated Standards of Reporting Trials Statement）[38]
観察研究	STROBE 声明（Strengthening the Reporting of Observational Studies in Epidemiology Statement）[39]
診断予測・予後予測研究	TRIPOD 声明（Transparent Reporting of a multivariable prediction model for Individual Prognosis Or Diagnosis）[42]
診断精度研究	STARD 2015 声明（Standards for the reporting of Diagnostic accuracy studies）[43]
質的研究	COREQ（Consolidate Criteria for Reporting Qualitative Research）[44]

Column⑨

巨人の肩の上に立つとは？

　12世紀のフランスの哲学者であるベルナールは,「巨人の肩の上に立つ（Stand on the shoulders of giants）」という言葉を残しました. 先人たちの業績や研究などを巨人に例えて,「現在の研究の新たな知見や学問の発展はそれらの積み重ねの上に構築されており, またさらにその上に新たな仕事がなされる形で順々に積み重なっていく」ことを意味します. Google Scholar のトップページにも, この言葉が記載されています.

　科学者アイザック・ニュートン（1642〜1727）に, 友人である科学者ロバート・フックが1675年に送った手紙の中に,「あなたはどうして未来に通ずる偉大な業績を挙げられたのか」との質問がありました. ニュートンは, ベルナールの言葉を引用して下記のように返信しました.

　「私が他の誰よりも遠くの方を見ることができたとするならば, それは巨人の肩の上に立ったからです. *If I have seen further it is by standing on the shoulders of Giants.*」

　たった一編の論文が臨床を劇的に変えたり, 政策を変更したりするほど強い根拠になることはほとんどありません. 一編の論文の科学全体に対する貢献はわずかです. 現代の科学は, 先人たちがこつこつと積み重ねてきた多数の研究の総体によって成り立っています.

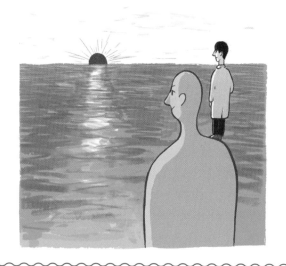

引用文献

1) Kotz D, Cals JW : Effective writing and publishing scientific papers, part IV: methods. J Clin Epidemiol 66（8）: 817, 2013

2) Hayes-Larson E, Kezios KL, Mooney SJ, et al. : Who is in this study, anyway? Guidelines for a useful Table 1. J Clin Epidemiol 114 : 125-132, 2019

3) BMJ Guidance for Authors. BMJ Web site, 2018（https://www.bmj.com/sites/default/files/attachments/resources/2018/05/BMJ-InstructionsForAuthors-2018.pdf）

4) Hickson M, D'Souza AL, Muthu N, et al. : Use of probiotic Lactobacillus preparation to prevent diarrhoea associated with antibiotics : randomised double blind placebo controlled trial. BMJ 335（7610）: 80, 2007

5) Wilcox MH, Sandoe JA : Probiotics and diarrhea : data are not widely applicable. BMJ 335（7612）: 171, 2007

6) Billyard T : Probiotics and diarrhea : no high risk antibiotics? BMJ 335（7612）: 171, 2007

7) Miller M : A probiotic drink prevented diarrhoea and Clostridium difficile infection in older patients taking antibiotics. Evid Based Med 13（2）: 46, 2008

8) Woo K : A probiotic drink prevented diarrhoea and Clostridium difficile-associated diarrhoea in older patients taking antibiotics. Evid Based Nurs 11（2）: 57, 2008

9) Altman DG : The scandal of poor medical research. BMJ 308（6924）: 283-284, 1994

10) Heneghan C, Mahtani KR, Goldacre B, et al. : Evidence based medicine manifesto for better healthcare. BMJ 357 : j2973, 2017

11) Linsley P, Kane R, Barker J : Evidence-based Practice for Nurses and Healthcare Professionals, 4th ed. SAGE Publications, London, 2019

12) Porta MS : A Dictionary of Epidemiology, 6th ed. Oxford University Press, Oxford, 2014

13) Meinert CL : Clinical Trials : Design, Conduct, and Analysis. Oxford University Press, New York, 1986

14) Tikkinen KAO, Guyatt GH : Understanding of research results, evidence summaries and their applicability-not critical appraisal-are core skills of medical curriculum. BMJ Evid Based Med 26（5）: 231-233, 2021

15) Shaneyfelt TM : Building bridges to quality. JAMA 286（20）: 2600-2601, 2001

16) Stone JC, Glass K, Clark J, et al. : The MethodologicAl STandards for Epidemiological Research (MASTER) scale demonstrated a unified framework for bias assessment. J Clin Epidemiol 134 : 52-64, 2021

17) Brouwers MC, Kerkvliet K, Spithoff K, et al. : The AGREE Reporting Checklist : a tool to improve reporting of clinical practice guidelines. BMJ 352 : i1152, 2016

18) 日本医療機能評価機構 EBM 医療情報部訳 : AGREEII 日本語訳 . 2016（https://minds.jcqhc.or.jp/docs/minds/guideline/pdf/AGREE2jpn.pdf）

19) Brouwers MC, Kho ME, Browman GP, et al. : AGREE II : advancing guideline development, reporting and evaluation in health care. CMAJ 182（18）: E839-842, 2010

20) Shea BJ, Reeves BC, Wells G, et al. : AMSTAR 2 : a critical appraisal tool for systematic reviews that include randomised or non-randomised studies of healthcare interventions, or both. BMJ 358 : j4008, 2017

21) Whiting P, Savovic J, Higgins JP, et al. : ROBIS : a new tool to assess risk of bias in systematic reviews was developed. J Clin Epidemiol 69 : 225-234, 2016

22) Sterne JAC, Savovic J, Page MJ, et al. : RoB 2 : a revised tool for assessing risk of bias in randomised trials. BMJ 366 : l4898, 2019

23) Sterne JA, Hernan MA, Reeves BC, et al. : ROBINS-I : a tool for assessing risk of bias in non-randomised studies of interventions. BMJ 355 : i4919, 2016

24) ROBINS-E Development Group : Risk Of Bias In Non-randomized Studies - of Exposure (ROBINS-E), Launch version. 2022（https://www.riskofbias.info/welcome/robins-e-tool）

25) Grooten WJA, Tseli E, Ang BO, et al. : Elaborating on the assessment of the risk of bias in prognostic studies in pain rehabilitation using QUIPS-aspects of interrater agreement. Diagn Progn Res 3 : 5, 2019

26) Wolff RF, Moons KGM, Riley RD, et al. : PROBAST : A Tool to Assess the Risk of Bias and Applicability of Prediction Model Studies. Ann Intern Med 170（1）: 51-58, 2019

27) 日本医療機能評価機構 EBM 普及啓発部会訳 : QUADAS-2 日本語訳 . 2014（https://minds.jcqhc.or.jp/docs/minds/guideline/pdf/QUADAS-2_JPN.pdf）

28) Farrar D, Simmonds M, Bryant M, et al. : Hyperglycaemia and risk of adverse perinatal outcomes : systematic review and meta-analysis. BMJ 354 : i4694, 2016

29) Crowe M, Sheppard L : A review of critical appraisal tools show they lack rigor : alternative tool structure is proposed. J Clin Epidemiol 64（1）: 79-89, 2011

30) Guyatt GH, Oxman AD, Kunz R, et al. : Going from evidence to recommendations. BMJ 336（7652）: 1049-1051, 2008

第
5
章

31) Guyatt GH, Oxman AD, Schunemann HJ, et al. : GRADE guidelines: a new series of articles in the Journal of Clinical Epidemiology. J Clin Epidemiol 64 (4) : 380-382, 2011

32) Balshem H, Helfand M, Schunemann HJ, et al. : GRADE guidelines : 3. Rating the quality of evidence. J Clin Epidemiol 64 (4) : 401-406, 2011

33) Guyatt G, Oxman AD, Akl EA, et al. : GRADE guidelines : 1. Introduction-GRADE evidence profiles and summary of findings tables. J Clin Epidemiol 64 (4) : 383-394, 2011

34) Guyatt GH, Oxman AD, Montori V, et al. : GRADE guidelines : 5. Rating the quality of evidence--publication bias. J Clin Epidemiol 64 (12) : 1277-1282, 2011

35) Wolters Kluwer : Grading Guide (UpToDate®) (https://www.wolterskluwer.com/en/solutions/uptodate/policies-legal/grading-guide)

36) Fletcher GS : Clinical Epidemiology : The Essentials. Lippincott Williams & Wilkins, Baltimore, 2021

37) Connor A, Tolan D, Hughes S, et al. : Consensus guidelines for the safe prescription and administration of oral bowel-cleansing agents. Gut 61 (11) : 1525-1532, 2012

38) Schulz KF, Altman DG, Moher D, et al. : CONSORT 2010 statement : updated guidelines for reporting parallel group randomized trials. Ann Intern Med 152 (11) : 726-732, 2010

39) von Elm E, Altman DG, Egger M, et al. : The Strengthening the Reporting of Observational Studies in Epidemiology (STROBE) statement : guidelines for reporting observational studies. Ann Intern Med 147 (8) : 573-577, 2007

40) Zeng X, Zhang Y, Kwong JS, et al. : The methodological quality assessment tools for preclinical and clinical studies, systematic review and meta-analysis, and clinical practice guideline : a systematic review. J Evid Based Med 8 (1) : 2-10, 2015

41) Page MJ, McKenzie JE, Bossuyt PM, et al. : The PRISMA 2020 statement : an updated guideline for reporting systematic reviews. PLoS Med 18 (3) : e1003583, 2021

42) Collins GS, Reitsma JB, Altman DG, et al. : Transparent Reporting of a multivariable prediction model for Individual Prognosis or Diagnosis (TRIPOD) : the TRIPOD statement. Ann Intern Med 162 (1) : 55-63, 2015

43) Bossuyt PM, Reitsma JB, Bruns DE, et al. : STARD 2015 : an updated list of essential items for reporting diagnostic accuracy studies. BMJ 351 : h5527, 2015

44) Tong A, Sainsbury P, Craig J : Consolidated criteria for reporting qualitative research (COREQ) : a 32-item checklist for interviews and focus groups. Int J Qual Health Care 19 (6) : 349-357, 2007

第 6 章

EBM/Nの Step 4：
エビデンスの患者への適用と
現場への導入

Key Point

✓ 外的妥当性とは，研究で得られた結果をその他の集団や状況でどの程度まで
適用できるかの程度を指す．

✓ 外的妥当性は，一般化可能性（generalizability）と適用可能性（applicability）
に分けられる．

✓ 患者への適用を検討する際に考慮すべきポイントとして，「研究対象者の特
徴」「研究のセッティング」「アウトカム指標」「介入方法と比較対象」「利益
と害の考慮」「自分を取り巻く環境下での実施可能性」「患者の価値観や願
い」が挙げられる．

✓ 日常臨床を含むさまざまな現場にエビデンスを取り込んで定着させる方法を
開発・検証する研究を，実装研究（Implementation Research）という．

✓ エビデンスを現場に取り入れて定着させるうえでの障壁（阻害要因）や強み
（促進要因）を特定するフレームワークやツールが存在する．

✓ エビデンスに基づく実践を組織で採用・実施するための戦略のリストとして，
Expert Recommendations for Implementing Change（ERIC）が利用さ
れる．

✓ 医療者と患者が治療やケアの選択肢，その利益と害に関するエビデンスを共
有し，ともに意思決定に参加して合意することを意思決定の共有（Shared
Decision Making：SDM）と呼ぶ．

1 エビデンスの患者への適用

1 患者への適用

　EBM/N 実践の Step 4 では，目の前の患者にエビデンスを適用するかどうか検討します．その際，患者の特徴，利用可能な医療資源（医療機器や道具，金銭的資源，人材など）と周囲の状況（家族関係や居住環境），患者の好みや価値観・希望などを考慮します．

　これまでの EBM/N に関する教育では，Step 1 ～ 3 に重点が置かれ，Step 4 の「患者への適用」を教育するためのリソースや機会の不足が指摘されています[1]．

　EBM/N では，研究で得られた集団における平均的な結果に基づいて目の前の患者に対する意思決定を行うことになります[2]．患者によって反応は異なり，研究結果と同様の結果がいつも確実に得られるわけではなく，**医療の不確実性**があることを忘れてはなりません．

2 一般化可能性と適用可能性

　外的妥当性とは，研究で得られた結果をその他の集団や状況でどの程度まで適用できるかを指します．外的妥当性は**一般化可能性（generalizability）**と**適用可能性（applicability）**に分けられます．一般化可能性とは，研究参加集団から得られた結果を母集団全体に反映できる程度を意味します．適用可能性とは，研究結果を目の前の患者など特定の状況に適用できる程度を意味します[3]（**図 6-1**）．適用可能性の評価では，疫学や統計学よりもむしろ臨床の専門知識に基づいて，目の前の患者と研究対象集団が類似しているかを検討する必要があります．さらに，患者の価値観や施設の持つ機能（施設での実施可能性）など周囲の環境要因なども考慮します[4]．

　これらは，診療ガイドラインの適用でも同様です．研究の結果がガイドラインの対象となるような集団，介入，アウトカムにどれだけ適用できるのか考慮されていない場合が多く，注意が必要です[5]．

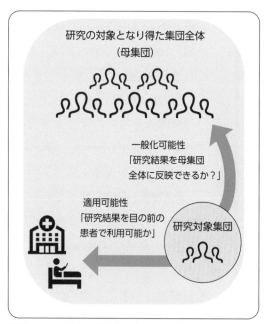

図 6-1　一般化可能性と適用可能性の違い

3 患者への適用に際して考慮すべきポイント

患者への適用に際して考慮すべきポイントを以下の表にまとめました（表6-1）.

表6-1　患者への適用に際して考慮すべきポイント

1. 研究対象者の特徴
2. 研究のセッティング
3. アウトカム指標
4. 介入方法と比較対象
5. 利益と害の考慮
6. 自分を取り巻く環境下での実施可能性
7. 患者の価値観や願い

〔Dekkers OM, et al. : Int J Epidemiol 39（1）: 89-94, 2010[3)], Rothwell PM : Lancet 365（9453）: 82-93, 2005[6)], Cronin P : Semin Roentgenol 44（3）: 180-181, 2009[7)] をもとに作成〕

1）研究対象者の特徴

臨床疫学研究では, 研究の候補者集団に**組み入れ基準**（inclusion criteria）と**除外基準**（exclusion criteria）を適用し, 最終的な研究対象集団が決定されます. 研究の質を高めるために厳密な対象者選択が行われた場合, 日常臨床からあまりにもかけ離れた集団になることがあり, 研究結果を実臨床に応用するうえで問題になります[5)].

例えば, 喘息治療に関するランダム化比較試験において, 厳格な組み入れ・除外基準によって多くの患者が除外され, 地域で治療を受ける患者の約4％しか適格患者に当てはまらなかった事例が報告されています[8)]. また, カリフォルニアがん登録に基づく調査では, 臨床試験に登録した患者は全体の1％未満であったという報告もあります[9)]. このように, 日常診療でケアされる患者の大半は研究対象にならない患者であり[10)], 研究参加した患者の特徴と完全に一致することはほとんどありません. そのため, 研究対象集団と目の前の患者の特徴を比較し, 目の前の患者のもつ特徴が研究結果を変化させるようなものではないか, 臨床の専門知識をもとに適用可能性を評価することが必要です[6)]. 例えば, 年齢, 性別, 人種, 社会経済的状況, 疾患の重症度や併存疾患の違いなどを検討する必要があります.

特に高齢者は, さまざまな併存疾患を持つことや合併症リスクが高いなど, 除外基準に合致しやすいといえます. それだけでなく, 理解力低下に伴う同意説明の難しさ, 通院などフォローアップの難しさを理由に, 暗黙的に研究から除外されることがあり, その点も問題視されます[11)].

高齢者が除外された研究によって有効とされた介入であっても, 実臨床では高齢者にも適用されてしまいます[12)]. 例えば, うっ血性心全患者に対するアミオダロンと植込み型除細動器の突然死予防効果を比較した研究では, 平均年齢60.4歳の集団が対象となり, 植込み型除細動器のほうが生存率を向上させることが示されました[13)]. この研究結果が公表された後の臨床現場では, 植込み型除細動器を受けた40％以上は70歳以上, 10～20％は80歳以上でした[14)]. 高齢自体に伴う死亡リスク上昇, 手術に関連する入院期間延長や合併症リスク増加によって, ランダム化比較試験で確認されたとおりの利益は期待できない可能性があります[15)]. ランダム化比較試験で対象にできないような年齢層, 併存症を有する患者層に対する効果は, 観察研究による検証に頼らざるを得ない側面もあります[16)].

第6章

多疾患罹患の考慮

　診療ガイドラインは，特定の疾患や病態の治療やケアに対応するよう作成されており，複数の慢性疾患を持つ患者に対応できていないと批判されています．2016 年にイギリスの**国立医療技術評価機構（NICE）**から「多疾患罹患：臨床評価と管理（Multimorbidity : Clinical Assessment and Management)」というガイドラインが発表されました[17]．このガイドラインは，多疾患罹患を考慮したケアへのアプローチなど，多疾患罹患患者に対するケアを最適化するために患者と臨床医を支援することを目的として作成されました[18]．今後は，それぞれの診療ガイドラインの中でも多疾患罹患状態にある患者に対応した推奨内容が増えることが期待されています[19]．

2) 研究のセッティング

　厳密な管理下で行われた研究の設定と違って，日常の臨床現場はより複雑です．意思決定が行われる際の文脈（医療制度，研究実施場所の特性，など）の違いなどを評価しなければなりません[20]．

①医療制度の違い

　国によって医療制度は異なり，治療やケアを受ける体制が大きく異なります[21]．介入の有効性を低下させる可能性のある制度的な制約を考慮する必要があります．

　例えば，患者が医療を受けられるまでの待機期間は，国によって大きな違いがあります．イギリスやカナダでは専門医の受診に 2 カ月以上待つ割合がそれぞれ 19%，30% となっており，10% 未満のドイツ，フランス，米国と大きな差があります[22]．日本の医療サービス利用の状況を他の OECD（経済協力開発機構）諸国と比較すると，一人あたりの年間受診回数が多く（OECD 平均が 6.8 回に対して日本は 12.6 回，2017 年度）[23]，急性期病院入院期間が長い（OECD 平均が 7.6 日に対して日本は 16 日，2019 年度）[24] などの特徴があります．どのような医療制度を持つ国で行われた研究結果なのかを考慮する必要があります．

　さらに，国によって適用される介入方法や検査方法にも違いがあります．例えば，オタワア

ンクルルールは，急性の足関節の外傷で救急外来を受診した成人患者において，骨折の有無を診断予測するツールです．不要なレントゲン撮影を削減することを目的として，カナダで開発されました．このツールを使えば不必要な X 線写真の数を 30 ～ 40% 減らすことができると推定されています[25]．しかし，特にアメリカでは骨折を見逃せば訴訟問題となる可能性が高いといえます．また，日本では X 線検査が容易に実施可能であり，患者の自己負担も少なくなっています．そのような事情から，アメリカでも日本でも，オタワアンクルルールに基づくレントゲン撮影回避というプラクティスはあまり見られません．

②研究実施場所の特性

　研究が実施された場所が，一次から三次医療機関のいずれかを確認する必要があります．研究は高度な専門性を有する施設で実施されることが多く[26]，そのような場所で医療を受ける患者は，プライマリーケアの患者とは特徴が異なります．施設で利用可能な技術や人的リソース，管理方法など，そもそもの医療の質が異なることから，研究結果の一般化可能性に懸念が示されます[6]．

3) アウトカム指標

　アウトカム指標は臨床的な意義があるか，臨

床に直結するか，患者中心のアウトカムである
か，について検討する必要があります．患者の
置かれた状況や価値観によって，アウトカムの
重要性は異なる可能性もあります．例えば，若
年者や早期のがん患者にとって，生存率や寛解
率は重要なアウトカムです．しかし，寝たきり
の高齢者では長期生存はそれほど重要ではな
く，生活の質（quality of life：QOL）や機能維
持などが重要かもしれません[27]．

　その他，アウトカムに関連する外的妥当性の
問題として，研究における追跡期間不足が挙げ
られます．例えば，難治性のてんかんや統合失
調症のように長期間の治療を必要とするのが一
般的であるにも関わらず，新薬の効果検証では
たった数週間や数ヵ月しか追跡していないこと
があります[28,29]．

4）介入方法と比較対照

　効果が証明された介入を臨床に取り入れる際
には，どのようにその介入が実施されたのか詳
細を知る必要があります．しかしある報告で
は，半数の論文で介入内容の詳細説明が省略さ
れており，それは非薬物療法でより顕著でした[30]．
また，介入をおこなうタイミングによっても効
果が異なる可能性があります[31]．そのため，
実際に臨床で取り入れるとすればどのような手
順になるか，具体的に検討する必要がありま
す．さらに，論文における対照群は，「通常の
ケアを受けた」などと記載されることが多く，
その内容に関する情報も少ない場合がほとんど
です[32]．

5）利益と害の考慮

　統計的に有意差があるかどうかという二者択
一だけでなく，効果の大きさを検討する必要が

あります（第3章「より深く学ぶためのワンポ
イント：統計的有意差と臨床的意義」を参照）．
また，利益についてはよく検証されるのに対し
て，害については十分に調査されているとは言
えません．有害事象が適切に報告されている研
究は3分の1以下であるという報告もあります[33]．
エビデンスを適用する際には，起こりうる有害
事象についても注意を払う必要があります．

　利益に関する指標として**治療必要数**（num-
ber needed to treat：NNT），害に関する指
標として**有害必要数**（number needed to
harm：NNH）があります．

①治療必要数

　治療必要数（NNT）は，「何人に介入を行え
ば一人の患者のアウトカムを改善させるか？」
という指標です[34]．NNT は，リスク差の逆数
として計算されます．NNT が少ないほど介入
効果が大きいことを意味します．NNT は人数
のみで示されることから，直感的に理解しやす
いという利点があります．95％信頼区間から利
益の不確実性を考慮できます．

　しかし，NNT はリスク差から算出される要
約指標であり，得られる情報は少なくなりま
す．例えば，介入群と対照群のアウトカム発生
割合が5％と15％でも，85％と95％でも，そ
の差は同じ10％であり，NNT は10（=1/0.1）
となります．そのため，NNT とともに，各群
のアウトカム発生割合も確認すべきです．

②有害必要数

　有害必要数（NNH）は，何人に対して介入
を行えば1人の患者に害が発生するかを示す指
標です．NNH の値が大きいほど害が少ないこ
とを意味します．NNH も，絶対リスク減少
（リスク差の絶対値）の逆数として計算されま
す．

第6章

NNT を用いた利益と害の考慮

　喫煙習慣のある妊娠 24 週未満の妊婦を対象に，金銭的インセンティブを追加した禁煙支援の有効性を検証するランダム化比較試験が実施されました[35]．

　対照群 (306 名) には，通常の禁煙治療としてニコチン代替療法と電話による禁煙支援が提供されました．介入群 (306 名) には，対照群と同様の禁煙治療に加えて，禁煙達成度に応じて最大 400 ポンド (約 7 万円) の商品券が提供されました．主要評価項目である妊娠 34 ～ 38 週時点における禁煙達成の割合は，介入群 22.5 %，比較群 8.6 %，リスク差は 14.0 % (95 % 信頼区間：8.2 ～ 19.7%) となりました．NNT は 1/0.14=7.2 と示されました．研究者らは，金銭的インセンティブは妊娠中の喫煙者の禁煙支援に有効であると結論づけました．

　この研究例での NNT=7.2 とは，「通常の禁煙治療を受ける場合から金銭的インセンティブによる介入に移行した場合，7.2 人に 1 人が禁煙に成功する」ことを意味します．また，NNT の不確実性は信頼区間を用いて評価できます．リスク差の 95% 信頼区間が 8.2 ～ 19.7% であることから，NNT の 95 %信頼区間は 5.1 (=1/0.197) から 12.2 (=1/0.082) と算出されます．

NNH による利益と害の考慮

　手術中にバランス麻酔または局所麻酔を受けた患者を対象にメトクロプラミドの術後悪心・嘔吐予防に対する有効性を検証するランダム化比較試験が実施されました[36]．介入群にはメトクロプラミドとデキサメタゾンの併用療法が行われ，対照群にはデキサメタゾン単独療法が行われました．主要評価項目は，術後 24 時間以内の悪心・嘔吐，および有害事象 (低血圧，頻脈など) の発生でした．

　その結果，術後悪心・嘔吐発生割合は，対照群の 23.1 % に対して，メトクロプラミド 25mg 群で 17.2% (リスク差は−5.9%，NNT は 1/0.059=16.9)，メトクロプラミド 50mg 群で 14.5% (リスク差は−8.6%，NNT は 1/0.086=11.6) でした．

　一方，有害事象の発生割合は，対照群の 8.8% に対して，メトクロプラミド 25mg 群で 12.9% (リスク差は 4.1 %，NNH は 24.44 (=1/0.041))，メトクロプラミド 50mg 群で 17.9% (リスク差は 9.1 %，NNH は 11 (=1/0.091)) でした．

　メトクロプラミド投与量が増加するにつれて術後悪心・嘔吐発生割合が減少する一方で，有害事象発生割合は増加しました．この結果から NNH を計算すると，メトクロプラミド 25mg の介入を 25 人に行えば 1 人に有害事象が発生し，メトクロプラミド 50mg の介入を 11 人に行えば 1 人に有害事象が発生することを示します．

　この研究のように害に対する結果も報告されている場合は，利益と害の両方を考慮することができます．著者らは，どちらの投与量が優れているかについては明言しておらず，25mg と 50mg はともに有効であり，最適な投与量は各施設の方針によるだろう，と結論づけています．

6）自身を取り巻く環境下での実施可能性

「EBM/N を実践するうえでの障壁」のなかで最も大きいのは「組織文化と環境」と言われます[37]．実践を変えるためには，自身を取り巻く環境下で実施できるかを検討する必要があります．主に検討する点として，①人的・物的資源（専門家やスキル，必要な機器など）が充分か，②スタッフの理解や協力は得られるか，③導入準備や実践自体にかかる労力，時間，コストは受け入れられるか，などが挙げられます．また，不慣れな業務では思いがけない事故が起きる危険性があり，臨床実践の変更には危険が伴うリスクがあることも忘れてはいけません．より詳しくは本章 **2** で，自身の施設における障壁を特定して実践していくためのアプローチを解説します．

①人的・物的資源が充分か

一人で EBM/N を実践することは困難です．EBM/N に精通した専門家，そのケアに関わる認定・専門看護師のようなスペシャリスト，管理者などリーダーシップを発揮すべき人の支援は必須です．また，EBM/N に精通していなくてもオピニオンリーダーやその人の持つ人脈によって，EBM/N 実践を促進させることも示されています[38]．次に，自身の施設において，EBM/N の実践に必要な機能や機器・物品を得られるのかも検討する必要があります．

②スタッフの理解や協力は得られるか

多くの研究者が重要なポイントとして挙げていることは，看護部長・師長など組織内のリーダーが EBM/N の実践に関与すること，組織として EBM/N を支援する環境と文化を作る必要性です[39]．主要なステークホルダーや多職種の理解を得て協力してもらう必要があります[40]．医師，薬剤師，療法士，栄養士などすべての職種が関係する可能性があります．

③労力，時間，コストは受け入れられるか

一般に，スタッフは変化を受け入れ難いこと

が多いでしょう．変化すること自体に抵抗する人もいます．変化によって利益が得られること，変化することが現実的であることを理解してもらわないと，協力は得られないでしょう．業務量や業務時間が減ることが期待されない場合，その変更を取り入れるために必要な労力は圧倒的に大きく感じられてしまいます．そのため，得られる利益を共有できるかどうかも重要です[41]．

また，EBM/N を実践しようとする人は，新たな介入やケアプロトコルなど，業務を増やすことばかりに目が行きがちです．新たな実践を行うのであれば既存の方法の何かを減らすことも検討することが重要です．

エビデンスに基づく実践導入の準備として，スタッフ教育の準備，ケアプロトコルの作成，導入と実施計画，成果の測定計画，予算などに関する打ち合わせや会議は必須です[40]（本章 **2**「実装戦略のリスト」）．EBM/N に取り組むには，労力，時間，資源，予算が必要であり，実践の責任を持たなければなりません[41]．

7）患者の価値観や願い

ある人にとって正しい選択でも，別の人はそのように感じないなど，価値観や好みは個人によって異なります[42]．患者はそれぞれ異なった「生活」の中に病気や治療を位置づけます．医療者は疾患や治療の一般的な経過についてはイメージできますが，それぞれの患者の生活に関しては患者ほど具体的にイメージできません．得られる医学的利益が大きいことが明確である場合は，患者も医療者もそれほど悩まずに意思決定できるかもしれません．しかし，利益と害のバランスが不確実である場合や，他にも選択肢が存在する場合は，患者と協働的に意思決定することが重要です．患者自身が積極的に意思決定に関与することで，医療への積極参加やアドヒアランスが向上し[43]，予後や QOL な

どのアウトカムが改善するというエビデンスも存在します[44,45].

一方で，医療に関する意思決定にどの程度参加したいかについても個人差があります．患者が必要とする情報を効果的に伝えるためには，医療者が患者の望む意思決定プロセスを理解し，それに応じた意思決定方法をとる必要があります[46].

ガイドラインで推奨されている治療やケアであっても，患者の思いや価値観と照らし合わせることは大切です[27].例えば，カナダの研究では，股関節または膝関節形成術の臨床ガイドラインによって手術を推奨された患者のうち，実際に手術を希望したのは 15% でした[47].

患者の好む治療方針とガイドライン推奨の内容にも不一致が見られることがあります．これまでに作成されてきたガイドラインの中には，患者の価値観があまり考慮されていないこともありました[27].しかし近年の診療ガイドラインは，医療の利用者と提供者の協働的意思決定を支援することを目的に作成されています．作成委員会には患者・市民が参画することが推奨されています．ガイドラインにおける GRADE システムに基づく推奨度の設定では，患者の好みや価値観のばらつきが大きい場合，推奨度を低くするように推奨されています[48].

Column ⑩

絆創膏をゆっくり剥がすのと早く剥がすのは，どちらが痛い？

オーストラリアのジェームズクック大学 2 ～ 3 年生の健康なボランティア 65 名を対象に，絆創膏を早く剥がす（一瞬で剥がす）場合と，ゆっくり剥がす（2 秒かけて剥がす）場合の痛みを比較する前向きランダム化クロスオーバー試験が行われました[49].腕部，手の甲，内くるぶしのすぐ上の 3 箇所に絆創膏が貼られ，それぞれの剥がし方による痛みの違いが評価されました.

主要評価項目は，0 が「痛みなし」，10 が「想像できる最大の痛み」とする 11 段階で構成される Numerical Rating Scale を用いて，自己申告してもらいました．調査の結果，痛みスコアの全体平均は，早く剥がす場合は 0.92，ゆっくり剥がす場合は 1.58 でした．両者には 0.66 の差があり，統計的に有意な差が確認されました（$P < 0.001$）.

この研究結果を，自分の子供に適用することを検討しました．研究参加者は傷のない健康な成人ボランティアで，目の前の子供は 6 歳でした．そのため，痛みに対する感受性に違いがあるかもしれません．また，研究では傷のない健常箇所で痛みが評価されており，傷ができた部位に貼った絆創膏でも同じような結果が得られるかは，わかりません．また，研究で報告された痛みは最大 10 のうちのたった 1 から 2 程度で，痛みの差も 0.66 とかなり小さな差でありました．何よりも，子供は目に涙を溜め，ゆっくりと絆創膏を剥がすよう懇願します．最終的にエビデンスの適用可能性は低いと判断し，子供の願いどおりに絆創膏をゆっくり剥がすことで親子の信頼関係を保つことを優先しました.

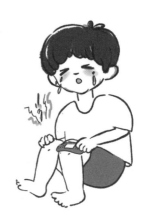

88002-130　JCOPY

2 組織や患者を巻き込んでエビデンスを現場に取り入れる

1 エビデンス・プラクティス・ギャップと実装研究

最新のエビデンスと実際に行われている実践の隔たりは，**エビデンス・プラクティス・ギャップ**（evidence-practice gap）と呼ばれます[50]．このギャップは，最新のエビデンスを把握できていない知識不足が原因であることもあります．また，知識があってもそれだけで行動が変わることはほとんどなく，知識と実践の間にもギャップがあります．これは **know-do gap** と呼ばれます[51]．2000年に公表された調査では「エビデンスを実際の臨床実践や環境に反映させるには平均17年かかる」と指摘されました[52]．2021年に更新された同様の調査でも平均15年と，たった2年短縮されただけでした[53]．このように，エビデンスを適用することが最も困難なステップと言われます[54]．

どうすれば現場にエビデンスを取り入れることができるかという問いを科学的に検証する**実装研究**（implementation research）が，米国を中心に盛んに行われるようになりました．実装研究とは，「さまざまな研究デザイン，方法論を用い，患者，保健医療従事者，組織，地域などのステークホルダーと協働しながら，エビデンスのある介入法を，効果的，効率的に日常の保健医療活動に取り入れる方法を開発，検証する研究」です[55]．本節では，EBM/N を現場で適用する際に利用できるいくつかの実装研究のモデルやフレームワークとそれらの使用例を紹介します．

また本節の最後では，**意思決定支援ツール**も紹介します．意思決定支援ツールは，医療者と患者が治療やケアの選択肢，その利益と害に関するエビデンスを共有し，共に意思決定に参加するために利用されます．

2 障壁（阻害要因）と強み（促進要因）の評価

エビデンスに基づくケアの実践などを現場に取り入れる上で，**障壁（阻害要因）**と**強み（促進要因）**が存在します．それらを評価するモデルやフレームワークが，実装研究によって数多く開発されています[56]．そのうちのいくつかを紹介します．これらのモデルやフレームワークを用いることで，障壁（阻害要因）と強み（促進要因）の理解が進むことが期待されます．

1）実装研究のための統合フレームワーク

実装研究のための統合フレームワーク（Consolidated Framework for Implementation Research：CFIR）は EBM/N を現場で効果的に実装することに関連する要因（構成概念）について，包括的に整理したフレームワークです[57]．

インタビューガイドを用いて，自分自身や周囲のスタッフから聞き取りを行い，障壁（阻害要因）と強み（促進要因）の特定に役立てられ

表 6-2　CFIR の構成概念の一覧

領域	構成概念	概略
I. 介入の特性	介入の出処	介入の開発が外発的なものか自発的なものかについての，主要なステークホルダーの認識.
	エビデンスの強さと質	介入が望ましいアウトカムをもたらすという信念を裏付ける，エビデンスの質および妥当性に関するステークホルダーの認識.
	相対的優位性	代わりの解決策と比較した，介入を実装することの強みについてのステークホルダーの認識.
	適応性	現場のニーズを満たすために，介入の適応やカスタマイズ，洗練化，見直しが可能である程度.
	試験可能性	介入を組織で小規模に試験し，さらに，妥当な場合には，その逆行（実装を取り消すこと）ができること.
	複雑性	実装の困難さについての認識（期間，適用範囲，急進性，破壊性，中心性，実装に必要な複雑さと手順数を反映）.
	デザインの質とパッケージング	介入がうまくまとめられており，提示，組立てが優れていることに関する認識.
	費用	介入に要する費用，および投資，供給，機会費用を含む介入の実装に関連する費用.
II. 外的セッティング	患者のニーズと資源	患者のニーズ，およびそれらのニーズを満たすための阻害要因と促進要因が，組織によって正確に把握され，優先順位付けがなされている程度.
	コスモポリタニズム	組織が他の外部組織とネットワークで結ばれている程度.
	同業者からの圧力	介入を実装するための模倣的または競争的な圧力. 典型的には，大部分の，または他の主要な仲間組織あるいは競合組織がすでに実装を行っているか，競争優位に立とうとしていることによるものである.
	外的な施策やインセンティブ	介入を広めるための，外的な戦略を含む幅広い構成概念〔（政府またはその他の中央機関の）施策や規制，外部からの命令，勧告とガイドライン，成果払い，外部組織との協働，公的またはベンチマーク報告を含む〕.
III. 内的セッティング	構造特性	組織の社会構造，年数，成熟度，および規模.
	ネットワークとコミュニケーション	社会的ネットワーク網の性質と品質，および組織内の公式・非公式なコミュニケーションの性質と品質.
	文化	組織の規範，価値観，および基本的な前提.
	実装風土	変化を吸収する能力，介入に対して関係者間で共有している受容性，およびそのような介入の実施に対する組織内での報奨，支援，期待の程度.
	実装の準備性	介入実装の決定に対する組織コミットメントについての，明確かつ直接的な指標.
IV. 個人特性	介入についての知識や信念	介入に対する個人の態度や価値づけ，および介入に関連する事実，真実，原理の熟知.
	自己効力感	実装の目標達成に向けて一連の行動を成し遂げるための，自らの能力に対する個人の信念.
	個人の行動変容のステージ	個人が，熟練した，熱心な，持続的な介入の実施に至るまでの各ステージのどこに位置するかの特徴.
	組織との一体感	個々人の組織に対する認識，およびその組織との関係性と組織へのコミットメントの程度についての認識に関連する幅広い構成概念.
	その他の個人的特性	曖昧さへの寛容，知的能力，モチベーション，価値観，力量，能力，学習スタイルなど，その他の個人的特性を含む幅広い構成概念.
V. プロセス	計画	介入を実装するための行動とタスクの計画や方法が事前に準備されている程度，およびその計画や方法の質.
	エンゲージング	介入を実装し行う際に，ソーシャルマーケティング，教育，ロールモデル化，研修，およびその他の同様の活動を組み合わせた戦略を通じて，適切な人を引きつけ，関与させること.
	実行	計画に従って，実装を実行または成し遂げること.
	振り返りと評価	個人およびチームによる進捗および経験に関する定期的報告と，それに伴う，実装の進捗と質についての定量的・定性的フィードバック.

〔内富庸介監，今村晴彦，島津太一監訳：実装研究のための統合フレームワーク—CFIR— −Consolidated Framework for Implementation Research−. 保健医療福祉における普及と実装科学研究会（RADISH），東京，2021（https://www.radish-japan.org/files/CFIR_Guidebook2021.pdf）[57] より改変〕

88002–130

ます．**保健医療福祉における普及と実装科学研究会**（RADISH）から，日本語翻訳された詳細テキストが無料公開されています[57]．

　CFIR は，5 つの領域（介入の特性，外的セッティング，内的セッティング，個人特性，プロセス）と，それぞれの領域に属する 39 の構成概念から構成されています[58]（**表 6-2**）．①介入の特性とは，実践の成功可否に影響する介入の特性です．②外的セッティングとは，介

入を実施する組織が置かれた経済的，政治的，社会的文脈を指します．③内的セッティングとは，介入を実施する組織内部の構造的，政治的，文化的文脈を指します．④個人特性とは，介入の対象となる人々，あるいは実施プロセスに関わる人々の特性です．⑤プロセスとは，個人レベルと組織レベルで計画どおりに実施するための積極的な活動プロセスを指します．

! Case に学ぶ

CFIR を用いた実践例：介護施設でのガイドラインに基づく認知症緩和ケアの実施[59]

　アイルランドでは，認知症に対する緩和ケアである疼痛，医薬品，水分・栄養の管理について，エビデンスに基づく診療ガイドラインが公表されていました．しかし，ガイドラインに基づく認知症緩和ケアの実施に影響を与える要因について，ほとんど知られていませんでした．そこで，アイルランド南部にある3 つの介護施設において，認知症緩和ケアガイドラインの適用に影響を及ぼす障壁（阻害要因）や強み（促進要因）を特定するために CFIR が利用されました．

　調査の結果，強み（促進要因）として，「I. 介入の特性」のうち「相対的優位性」「適応性」「デザインの質とパッケージング」が，「III. 内的セッティング」のうち「実装風土」「実装の準備性」が，「IV. 個人特性」のうち「自己効力感」が，「V. プロセス」のうち「エンゲージング」「実行」「振り返りと評価」が特定されました．

　例えば，「実装風土」として，この施設には変化に対するオープンな姿勢と共有の風土があることが確認されました．認知症緩和ケアの教育は歓迎され，チームワークも強み（促進要因）として認識されていることが確認されました．

　一方で，障壁（阻害要因）として，「III. 内的セッティング」のうち「ネットワークとコミュニケーション」「実装の準備性」が，「V. プロセス」のうち「計画」が特定されました．

　例えば，「実装の準備性」として，ガイドラインに関する勉強会への認識不足や出席にばらつきがあることなど，学習の継続性に支障が認められました．職員へのアンケートでは，勉強会に参加したスタッフが病棟に戻った後の仕事の遅れを取り戻すことにストレスを感じていること，勉強会へ出席するための勤務変更の困難感，ケアの継続性が失われることが指摘されました．

2）Theoretical Domains Framework

　Theoretical Domains Framework（TDF）は，EBM/N に関連する医療従事者の行動への影響を特定するため，数多くの行動変容理論を統合して作成されました[60]．特に介

入実践を設計する際に利用され，インタビューやフォーカスグループによって，実践に対する障壁（阻害要因）と強み（促進要因）を特定する理論的評価フレームワークです．

　「知識」「スキル」「社会的/職業的役割とアイ

第6章

デンティティ」「能力に関する信念」「楽観」「結果に関する信念」「強化」「意図」「目標」「記憶，注意，決定プロセス」「環境的背景と資源」「社会的影響」「感情」「行動規制」の14項目，128の構成要素で成り立ちます．

医療分野で広く利用されていますが[60]，現時点（2023年9月）で日本語訳は存在しません．CFIRでは組織レベルの要因が充実しているのに対して，TDFは組織レベルの要因も含まれるものの個人レベルの要因に特に焦点を当てていることが特徴です．

⚠ Case に学ぶ

TDF を用いた実践例：亜急性期病院でのエビデンスに基づく尿路感染症予防策導入の検討[61]

尿路感染症（urinary tract infection：UTI）はありふれた医療関連感染症であるにもかかわらず，エビデンスに基づく予防戦略の実施が不十分であることが示されています．この調査では，オーストラリアの亜急性期病院においてUTI予防策を実施するうえで看護師と医師が持つ障壁（阻害要因）と強み（促進要因）を明らかにすることが目的とされました．看護師8名と医師2名にTDFを用いた半構造化インタビューが実施されました．調査を受けた医療者の専門は緩和ケア，老年医療，精神医療，リハビリテーションなどさまざまでした．

調査の結果，強み（促進要因）として，「能力に関する信念」「専門家の役割とアイデンティティ」「環境的背景と資源」「行動規制」が特定されました．

例えば，「専門家の役割とアイデンティティ」として，医師も看護師もUTI予防策を実施する責任はすべての職員にあると認識していました．そして，「能力に関する信念」として，スタッフは感染予防策のためのトレーニングや教育を受けたいと感じており，意欲があることが確認されました．

そして，障壁（阻害要因）として，「知識」「スキル」「環境的背景と資源」「感情」「行動規制」が特定されました．

例えば，「知識」として，UTI予防策についてスタッフに具体例を挙げてもらうと，入院時の尿のスクリーニング検査などエビデンスに基づかない実践も行われていることが確認されました．このようなことから診療ガイドラインに対する認識が低いことがわかりました．そして，「行動規制」として，感染管理認定看護師が院内感染に関するデータを収集・管理しているものの，職員へフィードバックされることはほとんどなく，データが臨床実践の改善に利用されていないことが特定されました．

3）PARIHS framework

Promoting Action on Research Implementation in Health Services（PARIHS）framework は，ケーススタディを通じて，エビデンスを実践に移すうえで影響を与えると考えられる「エビデンス」「文脈」「ファシリテーション」の3つの要素を検討する手法です[62]．このフレームワークでは，EBM/Nの成功はこの3つの要素の強さと適切性に基づいて予測できるとされます．

「エビデンス」とは，複数の利害関係者によって認識される知識源を指し，「研究のエビデンス」「臨床経験又は専門家の知識」「患者の好み及び経験」「地域の情報又はデータ」の4つの下位要素で構成されています．

「文脈」とは，研究が実施された環境または設定の質を指し，「文化」，「リーダーシップ」，「評価」の3つの下位要素で構成されています[62]．

「ファシリテーション」とは，人が態度，習慣，スキル，考え方，仕事の仕方を変えるのを支援することを通じて達成される他人のために物事を容易にする技法を指し，「目的」「ファシリテーターの役割」「ファシリテーターのスキルと属性」の3つの下位要素で構成されています[63]．

PARIHS は改訂版（i-PARIHS）も存在し，ユーザーガイドとともにオンラインツールが提供されています[64]．現時点（2023 年 9 月）で日本語訳はありません．

！ Case に学ぶ

PARIHS framework を用いた実践例：地方病院における TeamSTEPPS の取り組みの検討[65]

患者安全対策に対する医療チームのパフォーマンスを向上させることを目的として開発された TeamSTEPPS (Team Strategies and Tools to Enhance Performance and Patient Safety) と呼ばれる品質改善プログラムが広く利用されています．しかし，この TeamSTEPPS は組織レベルの複雑な介入のため，その採用と維持には課題が生じています．そこで，TeamSTEPPS を導入するうえでの成功要因について，PARIHS を用いて調査されました．地方の小規模な病院 13 施設で，各施設の TeamSTEPPS 実施担当者が PARIHS を用いた半構造化面接を受けました．

調査の結果，TeamSTEPPS の取り組みを成功させるには，「文脈」と「ファシリテーション」が重要な要因であることが確認されました．特に，下位要素の「文化」「リーダーシップ」「コミュニケーション」「安全への取り組みのノアンリリエーション」が重要な要素として挙げられました．

例えば，「文脈」として，小規模または地方病院で質向上の取り組みを行う場合，活動を支援するためのインフラやリソースが不十分であることが多いという環境要因が判明しました．TeamSTEPPS のような大規模で複雑な介入では，特にその実施に影響が及んでいました．

「ファシリテーション」として，この実施を成功させるためには，「文脈」を改善するためのファシリテーション活動が重要であると結論づけられました．活動の調整とコミュニケーションの促進を担当するリーダー役を配置する必要性が挙げられました．

4）Alberta Context Tool

Alberta Context Tool（ACT）は，EBM/N の取り組みに影響する職場環境の障壁（阻害要因）と強み（促進要因）を測定するツールです[66]．あくまで組織環境に限定している点が，他のフレームワークやツールとの違いです．このツールでは，「リーダーシップ」「文化」「フィードバック」「人々のつながり」「定期的に開催される場での情報共有／交換」「定期的に開催される場以外での情報共有／交換」「院内／オンラインの情報源」「組織のゆとり（スタッフ数，スペース，時間）」の要素について，組織の状況に関する現状整理と可視化が期待されます．ACT は多くの言語に翻訳されており（2023 年 9 月），日本語への翻訳作業も進められています．

！ Case に学ぶ

ACT を用いた実践例：急性期病院におけるエビデンスに基づく脳卒中ケアの障壁調査[67]

オーストラリアの全国調査では，急性脳梗塞による入院患者の 67 ％が脳卒中ケアユニットでのケアを受け，13 ％が血栓溶解薬である組織プラスミノゲンアクチベーター（rt-PA）静注療法を受けていました．こ

第6章

のように，脳卒中ケアに関する質の高いシステマティックレビュー，診療ガイドラインが存在するにもかかわらず，多くの患者がエビデンスに基づいて推奨されるケアを受けていませんでした．オーストラリアでは，脳卒中に関する診療ガイドライン遵守率の監査が行われており，各施設の実績報告をもとにケア改善を図っていました．しかし，どのような環境要因がエビデンスの適用に影響を及ぼしているのか定かではありませんでした．そこで，ACT を用いて，エビデンスの存在する脳卒中ユニットケアの利用，血栓溶解療法，退院時ケアプラン，退院時の降圧薬処方に対する組織環境の障壁（阻害要因）について，19 の急性期病院から 215 名の医療従事者（医師 10%，看護師 50%，その他 37%）が調査されました．

調査の結果，ほとんどの病院で共通とされた障壁（阻害要因）は，訓練を受けたスタッフ不足と時間不足でした．具体的には，主治医の不在や医療スタッフの関与不足，専門分野間のコミュニケーション不足，脳卒中に特化したトレーニングを受けたスタッフの不足等が挙げられました．特に血栓溶解療法の実施に関しては，救急部との連携やサポート不足がほとんどの施設で障壁（阻害要因）として挙げられました．反対に，強み（促進要因）として，献身的な多職種チームを持つこと，実績の監査，強力なリーダーシップが挙げられました．

3 実装戦略のリスト

エビデンスを現場に取り入れる上での障壁（阻害要因）と強み（促進要因）に合わせて，「現場に取り入れるためにどのように対策するか？」というコツが必要になります．これを**実装戦略**と呼び，エビデンスに基づく実践を組織で採用・実施することを助けて，その実践の持続可能性も高め，スケールアップさせるための方法と定義されます[68]．

Expert Recommendations for Implementing Change (ERIC) は，専門家によって特定された 73 の実装戦略をまとめて提示しています．障壁（阻害要因）を乗り越えるための戦略リストとして開発されました[69]．この 73 の戦略は，9 つに大きく分類されています（**表6-3**）[70]．

実際には，それぞれの組織で特定された障壁（阻害要因）と強み（促進要因）に合わせて，これらのうち複数の戦略が選択されて実施されることになるでしょう．どのような戦略が挙げられているのか，ご自身の現場で利用できそうな戦略は何か，確認してみてください．

表6-3　ERIC によるエビデンスの実装戦略のリスト

1. 評価的・反復的戦略	
・準備状況の評価，障壁（阻害要因）と強み（促進要因）の特定 ・監査とフィードバック ・定期的で小規模な変更テストの実施 ・ニーズのアセスメント ・正式な実施計画（実施の目的／目標，変更の範囲，時間枠とマイルストーン，適切なパフォーマンス／進捗状況測定を含む）	・品質モニタリングのためのツールの開発および導入 ・品質監視システムの開発と組織化 ・患者・消費者・家族からのフィードバックを増やすための戦略立案 ・意図的な実装内容の見直し ・実施規模の段階的な拡大

88002-130 JCOPY

2. 双方向型援助の提供
- ・技術支援の一元化
- ・ファシリテーション
- ・実施に関する指導者（専門家）からの教育の実施
- ・現地での技術支援の提供

3. 文脈に合わせた調整
- ・適応の促進（ニーズに合わせた調整）
- ・戦略の調整
- ・データ専門家の活用
- ・データウェアハウス（組織の意思決定支援に使用される大規模なビジネスデータ）技術の活用

4. 利害関係者との関係構築
- ・実施におけるパートナーの募集と関係構築
- ・知識の収集と共有
- ・地域の医療提供者やその他の利害関係者との議論による合意形成
- ・（大学や学術団体との）学術的パートナーシップの構築
- ・変化・実施における用語リストの作成と配布
- ・チャンピオン（実施支援，推進に専念する人材）の特定と準備
- ・新し物好き（early adopter）の特定
- ・オピニオンリーダー，または教育的影響力がある人への情報提供
- ・理事会，医療スタッフ委員会などを取り組みに関与させる
- ・変化をモデル化し，シュミレーションする
- ・正式な約束（公約）を得る
- ・実装チームとミーティングを組織する
- ・仕事上の関係やネットワークの促進
- ・変革のためのリーダーの採用，指名，訓練
- ・諮問委員会やワーキンググループの活用
- ・実装に関する専門家の指導の活用
- ・類似のエビデンス導入が成功した施設の訪問

5. 利害関係者の育成・教育
- ・教育会議の実施
- ・教育的アウトリーチの利用
- ・継続的なトレーニングの実施
- ・協力的な学習環境の構築
- ・教育資料の作成
- ・教育資料の配布
- ・介入に関するトレーニングを状況に応じて変更する
- ・継続的なコンサルティングの提供
- ・他の専門家のシャドウイング
- ・トレーナー育成戦略の活用
- ・教育機関との連携

6. 臨床家の支援
- ・新しい臨床チームの結成
- ・プロセス / 結果に関する臨床データの迅速な提供
- ・実施に必要なリソースを有する組織とのパートナーシップ構築
- ・臨床家への注意喚起（リマインダーシステム）
- ・専門職の役割の見直し

7. 消費者（患者・家族・市民）への働きかけ
- ・臨床的革新に関する需要の増加
- ・患者 / 消費者への介入によるアドヒアランス向上
- ・患者・家族の参加
- ・患者が積極的に参加できるように準備する
- ・マスメディアの活用

8. 金銭的な戦略の活用
- ・新たな資金調達
- ・インセンティブ・金銭的手当の導入
- ・金銭的負担割合の変更（好ましい介入に少ない費用設定）
- ・経済的なディスインセンティブの設定
- ・革新のための資金調達と契約
- ・請求書作成の簡略化
- ・医療におけるペイ・フォー・パフォーマンス（Pay for performance）に加える
- ・人頭払いの利用
- ・他の支払い方法の利用

9. 制度・基盤の変化
- ・認定または会員資格の要件変更
- ・責任に対する法律変更
- ・物理的構造および設備（例：部屋のレイアウト変更，設備の追加）の変更
- ・記録システムの変更
- ・サービス拠点の変更
- ・資格や免許基準の作成または変更
- ・リーダーに変化への決意を表明させる
- ・普及組織の立ち上げ

（Powell BJ, et al.：Implement Sci 10：21, 2015[69], Waltz TJ, et al.：Implement Sci 10：109, 2015[70] をもとに著者翻訳のうえ引用）

第6章

ERIC を用いた実践例：急性呼吸窮迫症候群（ARDS）に対する腹臥位療法導入の実装戦略[71]

ICU に入院する ARDS 患者の死亡率は高いことが知られています．腹臥位（うつぶせ寝）は重症 ARDS の死亡率を低下させるとされ，さまざまな診療ガイドラインで推奨されています．しかし，最近の調査では85 ％の ARDS 患者は腹臥位療法を受けていないとされています．腹臥位療法を実施するうえでの障壁（阻害要因）と強み（促進要因）を明らかにすること，そして実装戦略を確立してコロナ禍での危機的状況に組み込むことを目的として，調査が行われました．

① CFIR による障壁（阻害要因）や強み（促進要因）の特定

ペンシルベニア大学関連施設とミシガン大学医療センターのさまざまなタイプの 12 の ICU に勤務するICU 部長，臨床医，看護師長と看護師，ナースプラクティショナーやフィジシャン・アシスタント，呼吸療法士の計 30 名が調査に参加し，CFIR を用いた半構造化面接によって障壁（阻害要因）と強み（促進要因）が特定されました．

CFIR の定義における「介入の特性」「外的セッティング」「内的セッティング」「個人特性」「プロセス」のすべての項目にまたがる「医療者の知識」「利用可能な資源」「チーム文化」「患者要因」「代替療法」の 5 つが特定されました．

例えば，障壁（阻害要因）に該当する「医療者の知識」として，腹臥位療法に関する知識（患者適応，治療の価値，実際の手順など）の不足が挙げられました．適切な介入タイミングがわからない不安などが表明され，スタッフの経験不足が特定されました．

反対に，強み（促進要因）に該当する「チーム文化」として，リーダーの影響力が重要と考えられました．ICU 部長や看護師長が腹臥位療法を推進すれば，文化を変えることが容易になることが強み（促進要因）として特定されました．また，介入の成功経験を重ねることで組織文化が変化してより支持的になると期待されました．

② ERIC に基づく実装戦略

障壁（阻害要因）と強み（促進要因）の特定後，ペンシルバニア大学で ICU の管理者，看護リーダー 3 名，呼吸療法士 2 名からなるタスクフォースで 3 回のフォーカスグループが実施され，ERIC に基づく実装戦略が検討されました．具体的な戦略として，「1. 評価的・反復的戦略」から「品質監視システムの開発と組織化（電子カルテのアラートシステム）」が，「5. 利害関係者の育成・教育」から「教育的アウトリーチの利用」「協力的な学習環境の構築」「教育資料の作成と配布（プロトコルの作成）」が，「6. 臨床家の支援」から「新しい臨床チームの結成」が取り上げられ，これらに対する 5 つの具体的な実装戦略が策定されました．

例えば，「協力的な学習環境の構築」として，院内のクリティカルケア委員会を通じて，COVID-19 重症患者に対する腹臥位療法実施に関する経験が ICU 間で共有されました．また，経験のある看護師が相談に応じる体制が図られました．これによって，チーム文化と腹臥位療法に対する信念の変化を促進することが目指されました．

これら戦略に基づく実施計画は，ペンシルベニア大学関連施設における COVID-19 パンデミック対応の一環として，即座に適用されました．

実装戦略の助けになるプロセスモデル

エビデンスを実践に移すプロセスを特定し,その実装プロセスをガイドするツールを**プロセスモデル**と言います[72].現場でエビデンスを実装するための手順を考えるうえでの助けとなるでしょう.

1）アイオワモデル改訂版

アイオワモデル改訂版（Iowa Model Revised）は,看護師やその他の医療従事者にエビデンス実装のガイダンスを提供します.他職種を含む医療チームで用いるときにその適用性と使いやすさが広く認知されています[73].このモデルでは,エビデンスの実践導入を検討する各段階で状況を判定し行動が枝分かれするアルゴリズムが採用されます[74].

①まず,課題が特定されたら,PI（E）COを用いた疑問の記述を行い,そのテーマが優先事項かどうかを確認します.②優先事項であることが確認できたら,チームの形成が必要とされます.チームメンバーには,実装の計画,実施,評価に必要なスキルを持つ専門家や主要な利害関係者が含まれます.次に,③チームによる文献検索・批判的吟味・さまざまな研究結果の統合を行います.十分なエビデンスが存在するかどうか評価を行い,エビデンスが不十分な場合は,自身で研究を行うか,エビデンスを再収集するかの選択肢に分かれます.④十分なエビデンスが見つかった場合には,実装に向けた試験的な導入実施が推奨されます.⑤試験的導入の評価に基づいて,実践変更がうまくいったか,実施計画が効果的であったか,他の場所への展開も有益かを判断することにより,現場に実装するかを最終決定するという流れになります.エビデンス実装の継続的な評価と普及もアルゴリズムに組み込まれています.このモデルでは,これまでに説明してきた障壁（阻害要因）と強み（促進要因）の同定については,④の「実践の変更に対する設計と試験的な導入」の段階で,「必要なリソース,制約,（組織や被験者委員会などの）承認に対処」する必要性が明示されています.アイオワモデルは,実践応用例も多く,EBM/N 実践の経験がなくてもアルゴリズムを利用することで実践が容易になるという利点が報告されています.その一方で,周囲のスタッフにアプローチする視点が不足しているという欠点も指摘されています[63].

!　**Case に学ぶ**

アイオワモデルを用いた実践例：ICU での疼痛評価ツールの導入[63]

米国ニューヨーク州のある病院の ICU では,これまで患者の疼痛評価に進行性認知症疼痛評価尺度〔Pain Assessment in Advanced Dementia（PAINAD）scale〕を使っていました.しかし看護師たちは,この尺度が ICU の患者に適しているのか疑問を持っていました.そこで,実践変更のためにアイオワモデルが利用されました.

①「課題特定と優先度の検討」：集中治療系ユニット管理委員会と疼痛検討会で新たな疼痛評価尺度導入の必要性が承認されました.

②「チームの形成」：集中治療系ユニット管理委員会がそのままこのプロジェクトの責任チームとなりました.

③「エビデンスの収集,評価,統合」：文献検索と批判的吟味の結果,Critical Care Pain Observation

Tool（CPOT）と Behavioral Pain Scale（BPS）が特定されました．協議の結果，CPOT の導入が決定しました．

④「実践変更に対する試験的導入」：試験導入では，新たなツールに慣れないことや，使い勝手の悪さに対する懸念がスタッフから表出されました．試験導入過程で，実際に評価を行う看護師だけではなく，外科医，集中治療医，麻酔科医など ICU に関わるすべてのスタッフへの教育が行われました．

⑤「採用評価」：試験導入の評価として，入院時の疼痛評価割合，実施された疼痛緩和介入の内容などが評価されました．その結果，この方法を用いることで患者の転帰が改善すると結論づけられ，疼痛評価ツールの使用が承認されました．

2）ARCC モデル

Advancing Research and Clinical Practice Through Close Collaboration（ARCC）モデルは，エビデンスに基づく実践を行う上で組織文化の障壁（阻害要因）と強み（促進要因）の評価から，実施・結果評価までの戦略を含むモデルです[63]．

図 6-2 に ARCC モデルの 5 つのステップを示します．

ARCC モデルの特徴は，EBM/N を促して先導する「メンター」を特定して活用することを重視している点です[63]．メンターの役割は，「EBM/N 文化を維持するための組織の評価」「エビデンス活用し，EBM/N を実践すること」「EBM/N のロールモデルになること」「スタッフを刺激する，教育すること」「専門家と協力し，EBM/N を推進すること」「エビデンスを生み出すための研究を行い，スタッフの関与も促すこと」とされています[75]．

組織的なプロセスを重視している一方で，最終的な意思決定には臨床家の専門知識や患者の好みに留意することが重要であることも述べられています[63]．

88002-130 JCOPY

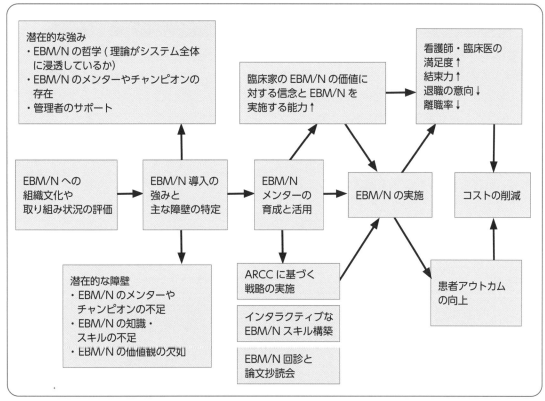

図 6-2　ARCC モデルに基づく EBM/N の実施プロセス
〔Melnyk BM, et al.：Am J Nurs 111（9）：57-60, 2011[76]より著者訳のうえ引用〕

より深く学ぶための **ワンポイント**

脱実装科学 (de-implementation science)

　カナダと米国の推計によると，効果がないだけではなく時には有害である医療行為は，すべての医療行為のうち最大 30% を占めると言われています[77]．さらに，このような価値の低い医療が過剰に使用されている問題も認識されています[78]．このような無駄な医療からの脱却について「**脱実装 (de-implementation)**」という言葉が使われるようになっています[79]．

　脱実装に対する取り組みとして，2012 年に米国で **Choosing Wisely (賢明な選択)** という運動が始まりました（コラム 10 を参照）．これは，過剰使用される検査，治療，処置に関する専門分野別の推奨事項を定めて注意喚起することを目的としています[77]．しかし，リストを作成して公表するだけでは，価値の低い医療を減らすには十分でなかったことが明らかになっています[77]．

　脱実装については，文化的，制度的，構造的な障壁 (阻害要因) が成功を妨げていると言われています[77]．脱実装を成功させるための新しいフレームワークの 1 つに，Choosing Wisely De-implementation Framework が提案されており，脱実装を成功させるための介入研究も行われるようになっています[80]．

第 6 章

1）意思決定の共有

意思決定の共有（Shared Decision Making：SDM）とは，医療者と患者が治療やケアの選択肢，その利益と害に関するエビデンスを共有し，ともに意思決定に参加して合意することを指します[81]．これらのプロセスを経ていれば，最終的な決定権を医療者側がとることもあります．SDM なくして真の EBM/N はありえないとも言われます[82]．EBM/N には SDM が必要であり，SDM には EBM/N が必要です[81]．場面によって SDM の重要度が異なり，特に複数の選択肢があり，リスクが高い状況で SDM を用いることが提案されています（図6-3）[83]．

がん領域において，患者中心のケアの重要な要素として早くから認識されはじめ[84]，その他の領域にも広がっています[85]．

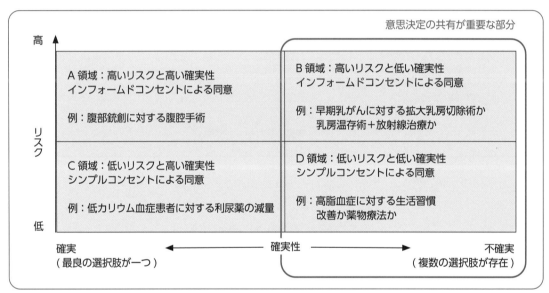

図 6-3　意思決定におけるインフォームド・コンセントと SDM の関係性
〔Whitney SN, et al.：Ann Intern Med 140（1）：54-59, 2004[83] より著者訳のうえ引用〕

特定の治療やスクリーニング検査では事前に医療者と患者の意思決定の共有が要求される場面も増えています．例えば，アメリカでは一次予防としての ICD 植え込み術[86]や低線量 CT 検査による肺がん検診における事前カウンセリング[87]など，日本では新型出生前診断における事前カウンセリングなどがあります．しかし，現状では意思決定支援ツールを活用する体制が充分整っているとはいえません[88]．

⬆️より深く学ぶための **ワンポイント**

ガイドラインにおける意思決定の共有

診療ガイドラインと意思決定支援ツールを共同で作成することで同じエビデンスを共有し，医療者と患者の意思決定の質を向上させることで，臨床現場での意思決定の共有が促進される可能性が指摘されてい

ます．その他にも，意思決定の共有についてガイドラインの中で章を設けること，患者の関与を促す言葉を用いること，患者版のガイドラインを作成するなどの戦略が挙げられています[89]．

2）意思決定支援ツール

　意思決定支援ツールは，複数の選択肢それぞれの利益と害の情報を理解し，何を重視するのか自分の価値観と合う選択をする手助けとするために利用されます[88]．パンフレット，動画，ウェブベースなどさまざまな形式のツールが存在します．意思決定支援ツールを利用することによって，選択肢に関する知識が向上する，利益と害がどの程度重要か考えることができる，自分の価値観が明確になる，意思決定への参加が向上する，満足度が向上する，などの効果が示されています[90~92]．手術，スクリーニング（遺伝子検査，がん検診，出生前診断など），薬物治療（高血圧，糖尿病，心房細動など），がん告知，アドバンス・ケア・プランニングに関するものなどが存在します[90,91]．もちろんツールを使うだけではなく，コミュニケーションスキルや意思決定の共有に対する態度も重要視されています[93]．

　特定の疾患に限らず幅広く活用できるように作成された**オタワ意思決定ガイド**（Ottawa Personal Decision Guide）は，治療や検査などの選択肢や利益と害を空欄にした形式で作成されており，日本語版も存在します[94]．さらに，意思決定支援の質と効果を向上することを目的とした組織である International Patient Decision Aid Standards（IPDAS）Collaboration（https://www.healthliteracy.jp/decision-aid/ipdas/）から質の高いツールを開発するための国際ガイドラインが公表され，日本語訳も公開されています．「患者さんやご家族のための意思決定ガイド」というウェブサイト（https://www.healthliteracy.jp/decisionaid/）には日本語で作成されたさまざまな意思決定支援ツールが提供されています（**表6-4**）．

表6-4　ウェブサイトで公開されている意思決定支援ツール

- 自分らしく決めるガイド 乳がん手術方法
- ホルモン補充療法：受ける？ 受けない？ 40代からの私の生き方を考える
- 出生前検査について相談に行く前に，考えておきたいこと整理しておきたいこと
- 早期肺癌と告知されたら手に取ってみて下さい
- ご本人に代わって意思決定を行う方のための小冊子 ～高齢者が栄養チューブをつけて長期的に使うこと～
- あなたらしい産痛を和らげる方法を求めて ～これから出産を迎えられる方が自然分娩，無痛分娩を納得して決めるために～
- 治験参加を検討されている患者さんのための意思決定ガイド
- 大人になって ADHD とわかった方へ ～自分にあった対処法・治療法をみつけるための手引き～
- 納得して "決める" ガイド ～クローン病患者さんが生物学的治療を納得して決めるために～

より深く学ぶための ワンポイント

カルテ記載内容の共有

　ハーバード大学で患者とのカルテ共有プロジェクト（OpenNotes Movement, https://www.opennotes.org/）が始まり，患者の積極的な関与，相互の信頼，より満足度の高いコミュニケーションを生み出す可能性が期待されています．この運動は全米に広がり，2021年4月からは法律に基づいて，患者は検査結果や臨床医が書いたメモを含む電子カルテ情報に自由にアクセスできるようになりました．

看護に関する Choosing Wisely キャンペーン

　米国で 2012 年に「医療における Choosing wisely（賢明な選択）キャンペーン」が始まりました．無駄な医療を削減し，ケアの質向上と過剰医療による有害事象削減を目指すものです．このキャンペーンによってさまざまな専門分野から過剰使用されている低価値な検査，治療，処置に関する推奨事項が発表されました．日本でも 2016 年に Choosing Wisely Japan が設立されています．

　看護分野でも，米国看護アカデミー（American Academy of Nursing），カナダ看護協会（Canadian Nurses Association），オーストラリア看護大学（Australian College of Nursing）から Choosing Wisely が発表されています．それぞれの中身を比較してみましょう．

①看護師と患者が疑問に思うべき 25 のこと（米国看護アカデミー）[95]

1. リスクのない女性では，分娩中の持続的な電子的胎児心拍数モニタリングを開始せず，まずは間欠的聴診を検討する．
2. 入院中の高齢者を，ベッドに寝かせたり，椅子に座らせたままにしてはいけない．
3. 高齢の入院患者を身体拘束しない．
4. 患者の状態やケアをおこなう特段の必要性がなければ，ルーチンケアのために患者を起こしてはいけない．
5. 特別に必要な状態でない限り，尿道留置カテーテルを留置したり，留置の継続をしない．
6. 放射線皮膚炎の予防や治療に，アロエベラを使用しない．
7. がん治療目的で化学療法を受けている患者の末梢神経障害の予防または治療目的に，L-カルニチン/アセチル-L-カルニチンのサプリメントを使用しない．
8. がん患者に，疲労やその他の症状への対処として，治療中や治療後に運動するように推奨することを怠らない．
9. がん治療による口腔粘膜炎の予防または対処のために，混合薬用マウスウォッシュ（マジックマッシュウォッシュ）を使用しない．
10. 低酸素症ではないがん患者の呼吸困難解消のために，酸素を投与しない．
11. 医学的適応がないのに陣痛誘発や陣痛促進をしない．自然分娩は女性と乳児にとって最も安全であり，短期的にも長期的にも母体と乳児の健康を促進する利点がある．
12. 母体と胎児へのリスクについて話し合い，十分に検討せず妊娠中にオピオイド系鎮痛剤を処方しない．
13. 医学的に必要でない限り，出産時に母親と新生児を引き離さない．産後すぐに母親は，新生児とスキンシップできるように，入院中は新生児と自室で共に過ごす．
14. せん妄の根本原因の評価と除去や治療，非薬物療法によるせん妄予防・治療を行わない限り，鎮静剤，抗精神病薬，眠剤を頓用で使用しない．
15. 精神状態の変化や意識障害がある高齢者の場合，簡潔で感度が高く妥当性の評価されたアセスメントツールを使ってせん妄か認知症に併発したせん妄かを評価せずに，認知症と診断しない．
16. 水頭症児のシャント不全評価のために，頭部 CT をルーチンオーダーしない．
17. 単純型熱性けいれんを起こした神経学的に健康な小児に，ルーチンで脳波検査を依頼しない．
18. 高齢者の脊椎術後の筋けいれんにジアゼパムを投与してはならない．
19. 重症の慢性頭痛がある小児に対して，腰椎穿刺による開頭圧を頭蓋内圧の指標として使用しない．
20. 脳卒中患者では，最初の嚥下検査で不合格にならない限り，正式な嚥下評価を依頼しない．
21. 術後の静脈血栓塞栓症予防として，手術患者に弾性ストッキングをルーチンに使用しない．間欠的空気圧迫法の使用は考慮する．
22. 入院中の小児や青年は，継続的モニタリングが必要でない場合は，心拍・呼吸回数や SpO2 の持

続モニタリングを行わない.

23. 血行動態が正常な小児の単独鈍的実質臓器損傷患者では，ヘモグロビンおよびヘマトクリット値を繰り返しルーチンで測定しない.

24. 認知症の周辺症状（BPSD）のある長期療養者をケアする場合，緊急時以外には身体的・化学的拘束を行わない. 満たされていないニーズや環境誘因を評価し，可能な限り最初のアプローチとして非薬物療法的アプローチを行う.

25. 頭髪を含め，手術部位の体毛を取り除かない. ただし，毛髪を取り除く必要がある場合は，剃毛ではなくサージカルクリッパーなどによる除毛とする.

②看護師と患者さんが疑問に思うべき 9 つのこと（カナダ看護協会）[96]

1. 尿道留置カテーテルを挿入したり，毎日の評価なしにそのまま留置しない.

2. 低血糖リスクを高めるインスリンや他の薬剤を服用していない 2 型糖尿病患者には，日常的な血糖値自己測定を勧めない.

3. 体圧分散寝具に余計な寝具（シーツやパッド）を重ねない.

4. 低酸素でない呼吸困難に酸素投与しない.

5. 高齢者に失禁防止用具（ブリーフやパッドなど）を日常使用しない.

6. 将来のケアに対する患者の希望，介護者と医療チームを含む意思決定の共有をせずに，進行した認知症患者に経管栄養を勧めない.

7. 抗精神病薬を認知症治療の第一選択としない.

8. 高齢者の細菌尿の治療には，尿路感染症の症状がない限り抗菌薬を勧めない.

9. 成人の軽度抑うつ症状に対する第一選択として，抗うつ薬をルーチンに勧めない.

③賢い選択をするための推奨事項（オーストラリア看護大学）[97]

1. 末梢静脈カテーテルは臨床的な適応がない限り交換しない.

2. 臨床的な適応がない限り，糖尿病患者の血糖値モニタリングの自己管理能力を制限してはならない.

3. 苦痛のない小児に，体温を下げることのみを目的とした解熱剤をルーチン投与しない.

4. 他の全ての選択肢が有効でないことが証明されない限り，または創傷感染や皮膚破壊を防ぐ目的以外で，尿失禁管理のために尿道カテーテルを使用しない.

5. オタワアンクルルールの基準を満たさない限り，足・足首の外傷に対して単純 X 線撮影を行わない.

引用文献

1) Albarqouni L, Hoffmann T, Glasziou P : Evidence-based practice educational intervention studies : a systematic review of what is taught and how it is measured. BMC Med Educ 18（1）: 177, 2018

2) Greenhalgh T : How to Read a Paper : The Basics of Evidence-based Medicine and Healthcare, 6th ed. John Wiley & Sons, Ltd, Chicester, 2019

3) Dekkers OM, von Elm E, Algra A, et al. : How to assess the external validity of therapeutic trials : a conceptual approach. Int J Epidemiol 39（1）: 89-94, 2010

4) Akobeng AK : Principles of evidence based medicine. Arch Dis Child 90（8）: 837-840, 2005

5) Schulz KF, Grimes DA. Sample size slippages in randomised trials : exclusions and the lost and wayward. Lancet. 2002;359（9308）:781-785.

6) Rothwell PM : External validity of randomised controlled trials : "to whom do the results of this trial apply?". Lancet 365（9453）: 82-93, 2005

7) Cronin P : Evidence-based radiology : step 4--apply. Semin Roentgenol 44（3）: 180-181, 2009

8) Travers J, Marsh S, Williams M, et al. : External validity of randomised controlled trials in asthma : to whom do the results of the trials apply? Thorax 62（3）: 219-223, 2007

9) Al-Refaie WB, Vickers SM, Zhong W, et al. : Cancer trials versus the real world in the United States. Ann Surg 254（3）: 438-442, discussion 442-433, 2011

第 6 章

10) Oswald N, Bateman H : Applying research evidence to individuals in primary care : a study using non-rheumatic atrial fibrillation. Fam Pract 16 (4) : 414-419, 1999

11) Lockett J, Sauma S, Radziszewska B, et al. : Adequacy of Inclusion of Older Adults in NIH-Funded Phase III Clinical Trials. J Am Geriatr Soc 67 (2) : 218-222, 2019

12) Altman DG, Schulz KF, Moher D, et al. : The revised CONSORT statement for reporting randomized trials : explanation and elaboration. Ann Intern Med 134 (8) : 663-694, 2001

13) Bardy GH, Lee KL, Mark DB, et al. : Amiodarone or an implantable cardioverter-defibrillator for congestive heart failure. N Engl J Med 352 (3) : 225-237, 2005

14) Revenco D, Morgan JP, Tsao L : The dilemma of implantable cardioverter-defibrillator therapy in the geriatric population. J Geriatr Cardiol 8 (3) : 195-200, 2011

15) Swindle JP, Rich MW, McCann P, et al. : Implantable cardiac device procedures in older patients: use and in-hospital outcomes. Arch Intern Med 170 (7) : 631-637, 2010

16) Weiss NS : Generalizing from the results of randomized studies of treatment : can non-randomized studies be of help? Eur J Epidemiol 34 (8) : 715-718, 2019

17) National Clinical Guideline Centre : Multimorbidity : Clinical Assessment and Management. NICE Clinical Guideline 56. 2016 (https://www.nice.org.uk/guidance/ng56)

18) Kernick D, Chew-Graham CA, O'Flynn N : Clinical assessment and management of multimorbidity : NICE guideline. Br J Gen Pract 67 (658) : 235-236, 2017

19) Bennett WL, Robbins CW, Bayliss EA, et al. : Engaging stakeholders to inform clinical practice guidelines that address multiple chronic conditions. J Gen Intern Med 32 (8) : 883-890, 2017

20) Jacobson LD, Edwards AG, Granier SK, et al. : Evidence-based medicine and general practice. Br J Gen Pract 47 (420) : 449-452, 1997

21) Masuhr F, Busch M, Einhaupl KM. : Differences in medical and surgical therapy for stroke prevention between leading experts in North America and Western Europe. Stroke 29 (2) : 339-345, 1998

22) Papanicolas I, Mossialos E, Gundersen A, et al. : Performance of UK National Health Service compared with other high income countries: observational study. BMJ 367 : l6326, 2019

23) Hashimoto H, Ikegami N, Shibuya K, et al. : Cost containment and quality of care in Japan : is there a trade-off? Lancet 378 (9797) : 1174-1182, 2011

24) Organisation for Economic Co-operation and Development (OECD) : OECD HealthStatistics. 2022 (https://www.oecd.org/els/health-systems/health-statistics.htm)

25) Bachmann LM, Kolb E, Koller MT, et al. : Accuracy of Ottawa ankle rules to exclude fractures of the ankle and mid-foot : systematic review. BMJ 326 (7386) : 417, 2003

26) Bassler D, Busse JW, Karanicolas PJ, et al. : Evidence-based medicine targets the individual patient, part 1 : how clinicians can use study results to determine optimal individual care. Evid Based Med 13 (4) : 101-102, 2008

27) Montori VM, Brito JP, Murad MH : The optimal practice of evidence-based medicine : incorporating patient preferences in practice guidelines. JAMA 310 (23) : 2503-2504, 2013

28) Walker MC, Sander JW : Difficulties in extrapolating from clinical trial data to clinical practice: the case of antiepileptic drugs. Neurology 49 (2) : 333-337, 1997

29) Thornley B, Adams C : Content and quality of 2000 controlled trials in schizophrenia over 50 years. BMJ 317 (7167) : 1181-1184, 1998

30) Glasziou P, Meats E, Heneghan C, et al. : What is missing from descriptions of treatment in trials and reviews? BMJ 336 (7659) : 1472-1474, 2008

31) Rothwell PM : Treating individuals 2. Subgroup analysis in randomised controlled trials : importance, indications, and interpretation. Lancet 365 (9454) : 176-186, 2005

32) Burford B, Lewin S, Welch V, et al. : Assessing the applicability of findings in systematic reviews of complex interventions can enhance the utility of reviews for decision making. J Clin Epidemiol 66 (11) : 1251-1261, 2013

33) Ioannidis JPA, Contopoulos-Ioannidis DG : Reporting of safety data from randomised trials. Lancet 352 (9142) : 1752-1753, 1998

34) Saver JL, Lewis RJ : Number needed to treat : conveying the likelihood of a therapeutic effect. JAMA 321 (8) : 798-799, 2019.

35) Tappin D, Bauld L, Purves D, et al. : Financial incentives for smoking cessation in pregnancy : randomised controlled trial. BMJ 350 : h134, 2015

36) Wallenborn J, Gelbrich G, Bulst D, et al. : Prevention of postoperative nausea and vomiting by metoclopramide combined with dexamethasone : randomised double blind multicentre trial. BMJ 333 (7563) : 324, 2006

37) Flodgren G, Rojas-Reyes MX, Cole N, et al. : Effectiveness of organisational infrastructures to promote evidence-based nursing practice. Cochrane Database Syst Rev 2012 (2) : CD002212, 2012

38) Flodgren G, O'Brien MA, Parmelli E, Grimshaw JM. Local opinion leaders: effects on professional

practice and healthcare outcomes. Cochrane Database Syst Rev 6（6）: CD000125, 2019

39) Gallagher-Ford L, Connor L : Transforming healthcare to evidence-based healthcare : a failure of leadership. J Nurs Adm 50（5）: 248-250, 2020

40) Gallagher-Ford L, Fineout-Overholt E, Melnyk BM, et al. : Evidence-based practice, step by step : implementing an evidence-based practice change. Am J Nurs 111（3）: 54-60, 2011

41) Ellis P : Evidence-based Practice in Nursing, 4th ed. SAGE, California, 2019

42) MacLean S, Mulla S, Akl EA, et al. : Patient values and preferences in decision making for antithrombotic therapy : a systematic review : Antithrombotic Therapy and Prevention of Thrombosis, 9th ed : American College of Chest Physicians Evidence-Based Clinical Practice Guidelines. Chest 141（2 Suppl）: e1S-e23S, 2012

43) Wilson SR, Strub P, Buist AS, et al. : Shared treatment decision making improves adherence and outcomes in poorly controlled asthma. Am J Respir Crit Care Med 181（6）: 566-577, 2010

44) Szabo E, Moody H, Hamilton T, et al. : Choice of treatment improves quality of life. A study on patients undergoing dialysis. Arch Intern Med 157（12）: 1352-1356, 1997

45) Heisler M, Cole I, Weir D, et al. : Does physician communication influence older patients' diabetes self-management and glycemic control? Results from the Health and Retirement Study（HRS）. J Gerontol A Biol Sci Med Sci 62（12）: 1435-1442, 2007

46) Bassler D, Busse JW, Karanicolas PJ, et al. : Evidence-based medicine targets the individual patient, part 2 : guides and tools for individual decision-making. Evid Based Med 13（5）: 130-131, 2008

47) Hawker GA, Wright JG, Coyte PC, et al. : Determining the need for hip and knee arthroplasty : the role of clinical severity and patients' preferences. Med Care 39（3）: 206-216, 2001

48) Andrews JC, Schunemann HJ, Oxman AD, et al. : GRADE guidelines : 15. Going from evidence to recommendation-determinants of a recommendation's direction and strength. J Clin Epidemiol 66（7）: 726-735, 2013

49) Furyk JS, O'Kane CJ, Aitken PJ, et al. : Fast versus slow bandaid removal : a randomised trial. Med J Aust 191（11-12）: 682-683, 2009

50) Lang ES, Wyer PC, Haynes RB : Knowledge translation: closing the evidence-to-practice gap. Ann Emerg Med 49（3）: 355-363, 2007

51) Pakenham-Walsh N : Learning from one another to bridge the "know-do gap". BMJ 329（7475）: 1189, 2004

52) Balas EA, Boren SA : Managing Clinical Knowledge for Health Care Improvement. Yearb Med Inform 1 : 65-70, 2000

53) Khan S, Chambers D, Neta G : Revisiting time to translation: implementation of evidence-based practices（EBPs）in cancer control. Cancer Causes Control 32（3）: 221-230, 2021

54) Tucker SJ, Gallagher-Ford L : EBP 2.0: From Strategy to Implementation. Am J Nurs 119（4）: 50-52, 2019

55) RADISH - D&I 科学研究会（普及と実装科学研究会）: D&I 科学とは.（https://www.radish-japan. org/about/dandi/index.html）

56) Grol R, Grimshaw J : From best evidence to best practice : effective implementation of change in patients' care. Lancet 362（9391）: 1225-1230, 2003

57) 内富庸介監, 今村晴彦, 島津太一監訳：実装研究のための統合フレームワーク―CFIR――Consolidated Framework for Implementation Research―. 保健医療福祉における普及と実装科学研究会（RADISH）, 東京, 2021

58) Damschroder LJ, Aron DC, Keith RE, et al. : Fostering implementation of health services research findings into practice : a consolidated framework for advancing implementation science. Implement Sci 4 : 50, 2009

59) Coffey A, Hartigan I, Timmons S, et al. : Implementation of evidence-based guidance for dementia palliative care using participatory action research : examining implementation through the Consolidated Framework for Implementation Research（CFIR）. Implement Sci Commun 2（1）: 137, 2021

60) Atkins L, Francis J, Islam R, et al. : A guide to using the Theoretical Domains Framework of behaviour change to investigate implementation problems. Implement Sci 12（1）: 77, 2017

61) Fasugba O, McInnes E, Baye J, et al. : Barriers and enablers to implementinghospital-acquired urinary tract infection prevention strategies : a qualitative study using the Theoretical Domains Framework. J Hosp Infect 113 : 172-179, 2021

62) Rycroft-Malone J : The PARIHS framework : a framework for guiding the implementation of evidence-based practice. J Nurs Care Qual 19（4）: 297-304, 2004

63) Schaffer MA, Sandau KE, Diedrick L : Evidence-based practice models for organizational change : overview and practical applications. J Adv Nurs 69（5）: 1197-1209, 2013

64) Harvey G, Kitson A : PARIHS revisited : from heuristic to integrated framework for the successful implementation of knowledge into practice. Implement Sci 11 : 33, 2016

65) Ward MM, Baloh J, Zhu X, et al. : Promoting action

第
6
章

on research implementation in health services framework applied to TeamSTEPPS implementation in small rural hospitals. Health Care Manage Rev 42 (1) : 2-13, 2017

66) Tucker SJ, Gallagher-Ford L, Baker M, et al. : Promoting nurse retention through career development planning. Am J Nurs 119 (6) : 62-66, 2019

67) Andrew NE, Middleton S, Grimley R, et al. : Hospital organizational context and delivery of evidence-based stroke care : a cross-sectional study. Implement Sci 14 (1) : 6, 2019

68) 島津太一, 小田原幸, 梶 有貴ほか：産業保健における実装科学. 産業医学レビュー 34 (2) : 117-153, 2022

69) Powell BJ, Waltz TJ, Chinman MJ, et al. : A refined compilation of implementation strategies : results from the Expert Recommendations for Implementing Change (ERIC) project. Implement Sci 10 : 21, 2015

70) Waltz TJ, Powell BJ, Matthieu MM, et al. : Use of concept mapping to characterize relationships among implementation strategies and assess their feasibility and importance : results from the Expert Recommendations for Implementing Change (ERIC) study. Implement Sci 10 : 109, 2015

71) Klaiman T, Silvestri JA, Srinivasan T, et al. : Improving prone positioning for severe acute respiratory distress syndrome during the COVID-19 pandemic. An implementation-mapping approach. Ann Am Thorac Soc 18 (2) : 300-307, 2021

72) Nilsen P : Making sense of implementation theories, models and frameworks. Implement Sci 10 : 53, 2015

73) Melnyk BM, Fineout-Overholt E : Evidence-based practice in nursing & healthcare : a guide to best practice. 4th ed. Wolters Kluwer, Philadelphia, 2019

74) Iowa Model Collaborative, Buckwalter KC, Cullen L, et al. : Iowa Model of evidence-based practice : revisions and validation. Worldviews Evid Based Nurs 14 (3) : 175-182, 2017

75) Melnyk BM : The evidence-based practice mentor : a promising strategy for implementing and sustaining EBP in healthcare systems. Worldviews Evid Based Nurs 4 (3) : 123-125, 2007

76) Melnyk BM, Fineout-Overholt E, Gallagher-Ford L, et al. : Evidence-based practice, step by step : sustaining evidence-based practice through organizational policies and an innovative model. Am J Nurs 111 (9) : 57-60, 2011

77) Born K, Kool T, Levinson W : Reducing overuse in healthcare : advancing Choosing Wisely. BMJ 367 : l6317, 2019

78) Brownlee S, Chalkidou K, Doust J, et al. : Evidence

for overuse of medical services around the world. Lancet 390 (10090) : 156-168, 2017

79) Prasad V, Ioannidis JP : Evidence-based de-implementation for contradicted, unproven, and aspiring healthcare practices. Implement Sci 9 : 1, 2014

80) Grimshaw JM, Patey AM, Kirkham KR, et al. : De-implementing wisely : developing the evidence base to reduce low-value care. BMJ Qual Saf 29 (5) : 409-417, 2020

81) Hoffmann TC, Montori VM, Del Mar C : The connection between evidence-based medicine and shared decision making. JAMA 312 (13) : 1295-1296, 2014

82) Greenhalgh T, Howick J, Maskrey N, et al. : Evidence based medicine : a movement in crisis? BMJ 348 : g3725, 2014

83) Whitney SN, McGuire AL, McCullough LB : A typology of shared decision making, informed consent, and simple consent. Ann Intern Med 140 (1) : 54-59, 2004

84) Hawley ST, Jagsi R : Shared decision making in cancer care : does one size fit all? JAMA Oncol 1 (1) : 58-59, 2015

85) Kon AA, Davidson JE, Morrison W, et al. : Shared decision-making in intensive care units. Executive summary of the American College of Critical Care Medicine and American Thoracic Society Policy Statement. Am J Respir Crit Care Med 193 (12) : 1334-1336, 2016

86) Centers for Medicare and Medicaid Services : National Coverage Determination (NCD) : Implantable Automatic Defibrillators (20.4). (https://www.cms.gov/medicare-coverage-database/view/ncd.aspx?NCDId=110)

87) Centers for Medicare and Medicaid Services : Screening for Lung Cancer with Low Dose Computed Tomography (LDCT) (CAG-00439N). (https://www.cms.gov/medicare-coverage-database/view/ncacal-decision-memo.aspx?proposed=N&NCAId=274)

88) 石川ひろの : Shared Decision Making の可能性と課題－がん医療における患者・医療者の新たなコミュニケーション－. 医療と社会 30 (1) : 77-90, 2020

89) van der Weijden T, Pieterse AH, Koelewijn-van Loon MS, et al. : How can clinical practice guidelines be adapted to facilitate shared decision making? A qualitative key-informant study. BMJ Qual Saf 22 (10) : 855-863, 2013

90) Stacey D, Legare F, Lewis K, et al. : Decision aids for people facing health treatment or screening decisions. Cochrane Database Syst Rev 4 : CD001431, 2017

91) Austin CA, Mohottige D, Sudore RL, et al. : Tools to promote shared decision making in serious

illness : a systematic review. JAMA Intern Med 175（7）: 1213-1221, 2015

92) Nicholas Z, Butow P, Tesson S, et al. : A systematic review of decision aids for patients making a decision about treatment for early breast cancer. Breast 26 : 31-45, 2016

93) Joseph-Williams N, Lloyd A, Edwards A, et al. : Implementing shared decision making in the NHS : lessons from the MAGIC programme. BMJ 357 : j1744, 2017

94) 有森直子, 大坂和可子, 青木裕見翻訳：オタワ意思決定ガイド日本語版（個人用）. 患者さんやご家族のための意思決定ガイド（https://www.healthliteracy.jp/decisionaid/otawa/otawatoha.html）

95) American Academy of Nursing : Choosing Wisely : Twenty-Five Things Nurses and Patients Should Question.（https://aannet.connectedcommunity.org/initiatives/previous-initiatives/choosing-wisely）

96) Canadian Nurses Association : Choosing Wisely Canada Nursing Lists : General nursing　— Nine Things Nurses and Patients Should Question.（https://www.cna-aiic.ca/en/nursing/nursing-tools-and-resources/choosing-wisely-canada-nursing-list）

97) Australian College of Nursing : Choosing wisely recommendations.（https://www.choosingwisely.org.au/recommendations/acn1）

第
6
章

第7章

EBM/Nの Step 5：
EBM/N実践を振り返ろう

Key Point

✓ 有効性は Efficacy と Effectiveness の 2 つに区別される．Efficacy とは「理想的な環境や条件下で実施された研究によって得られた有効性」を指し，Effectiveness とは「研究の結果を日常的な状況で適用した場合に得られる有効性」を指す．

✓ EBM/N による実践評価では，有効性の評価だけではなく，実践における問題点の発見，その介入の継続可否の検討，恩恵を受ける患者層の特定などにつなげる意識が必要となる．

✓ 「監査とフィードバック」は，スタッフと成果を共有することでスタッフの推奨されるケアの遵守率が向上する実装戦略の 1 つであり，実践継続の有効な手立てとなる．

✓ 実装科学では，有効性以外にも，受容性，採用，適切性，実施可能性，忠実度，費用，浸透度，持続可能性などの実装アウトカムの評価が行われる．

✓ 実装の状況を評価するためのフレームワークはいくつか開発されており，RE-AIM フレームワークが広く用いられている．

EBM/N 実践を振り返ろう

1 監査とフィードバック

研究で得られた結果と実際の現場で適用して得られる結果は異なる可能性があり，EBM/N 実践の結果を評価する必要があります[1]．日本語の**有効性**という言葉は，疫学では **Efficacy** と **Effectiveness** の 2 つに明確に区別されます．Efficacy とは「特定の介入，手順，治療法あるいはサービスの効果について，理想的な環境や条件下で実施された研究によって得られた有効性」を指し，Effectiveness とは「研究の結果を日常的な状況で適用した場合に得られる有効性」を指します[2]．

Efficacy と Effectiveness の違いの他にも，現場では介入できる人数が限られることや**医療**の**不確実性**の問題などから，思いどおりの結果が得られないことがあります．EBM/N による実践評価では，有効性の評価だけではなく，実践における問題点の発見，その介入の継続可否の検討，恩恵を受ける患者層の特定などにつなげる意識が必要です[3]．さらに，スタッフが自分たちの努力や取り組みの意味に気づき，成果があることを実感するためには，取り組みの結果を収集してスタッフと共有することが重要です．これは**監査**と**フィードバック**とよばれ，スタッフによる推奨されるケアの遵守率が向上する可能性が示されており[4]，実践継続に有効な手立てとなります．

! Case に学ぶ

監査とフィードバックの実践例：褥瘡予防のためのバンドル導入[5]

オハイオ州立大学ウェクスナー医療センターでは，院内での褥瘡発生を予防するため，最良かつ最新のエビデンスに基づいて有効と考えられるいくつかの介入をまとめ，「STAND スキンバンドル」と名付けた院内褥瘡予防ケアプロトコルを導入しました．

このプロトコルの導入に関して監査とフィードバックが行われました．まずプロトコルの導入後，半年間で院内発生褥瘡が以前よりも 22.5％減少したことが確認されました．その後も発生割合を監査し，多職種グループによる会議で毎月報告され，継続的な評価が行われました．

また，アウトカムの評価だけではなく，栄養評価と栄養介入の不遵守や関連書類の作成不備などに関する評価も行われました．

1）評価のフレームワーク

実装科学では有効性の他にも，受容性，採用，適切性，実施可能性，忠実度，費用，浸透度，持続可能性といった**実装アウトカム**（新しい治療，実践およびサービスを実装するための意図的かつ目的論的な行動の効果）の評価にも焦点が当てられます[6]（**表 7-1**）．

自身が取り組む実践に適した評価を行うに

は，実践導入前の準備段階で評価項目と評価方法を検討しておく必要があります．

実装の状況を評価するためのフレームワークもいくつか開発されています[7]．第 6 章で紹介

した ARCC モデルやアイオワモデルは実践への取り組みだけではなく，実装後の評価も含むモデルになっています．

表 7-1　実装を評価するための項目と主な測定方法

評価項目	定義	主な測定方法
有効性	介入によってアウトカムが改善する程度	現場の観察，データ解析，インタビュー
受容性	プログラムの介入に関係するステークホルダーの認識	調査紙を用いた調査，インタビュー，データ解析
採用	介入を採用・利用するというステークホルダーの意思	調査紙を用いた調査，インタビュー，データ解析，現場の観察
適切性	実践の場・集団・問題に，介入が適しているという認識	調査紙を用いた調査，インタビュー，フォーカスグループ
実施可能性	現場でその介入をうまく利用できる程度	現場の観察，データ解析
忠実度	プログラムや介入の開発者が意図した通りに介入が実装された程度	現場の観察，インタビュー，チェックリストを用いた確認，自己申告
費用	取り組みにかかる費用面でのインパクト	データ解析
浸透度	コミュニティ，組織，システムの中に介入が行き届く程度	プログラム監査，チェックリストを用いた確認
持続可能性	介入が長期に渡って維持される程度	プログラム監査，インタビュー，チェックリストを用いた確認

2）RE-AIM Framework

現場でのエビデンスの実装評価のために，**RE-AIM フレームワーク**が広く用いられます[8]．評価項目である，Reach（到達），Effectiveness（有効性），Adoption（採用），Implementation（実施），Maintenance（維持），それぞれの頭字語から命名され，複数の側面を評価します．

各項目には個人レベル，または組織レベルでの評価が含まれます．しかし，このフレームワークでは，各項目の具体的な評価方法や指標が提示されているわけではありません．そのため，介入ごとに自ら評価内容と方法を考える必要があります（**表 7-2**）．

表 7-2　RE-AIM フレームワークの 5 つの要素

項目	評価レベル	評価の概要
Reach（到達）	個人レベル	対象集団のうちどれだけの対象者に介入できたか，その割合や代表性
Effectiveness（有効性）	個人レベル	介入によってどれだけアウトカムの改善が見られたか
Adoption（採用）	組織レベル	介入がどれほどの組織（施設数，病棟数など）に広がったか
Implementation（実施）	組織レベル	介入のプロトコルに対する実施者の忠実度（例：スタッフによらず一貫した介入が実施できたか，意図した通りに提供できているか）
Maintenance（維持）	個人レベル・組織レベル	介入または政策が制度化される，あるいは組織の日常業務の一部となるなどして組み込まれる程度

第 7 章

RE-AIM フレームワークの実践例：在宅呼吸リハビリテーションプログラムの導入評価 [9]

　呼吸リハビリテーションは慢性肺疾患患者に対する効果的な介入であり，運動能力，息切れ，健康関連 QOL の改善に関するエビデンスがあります．慢性閉塞性呼吸器疾患 (COPD) に関する臨床ガイドラインでも呼吸リハビリテーションは強く推奨されています．しかし，リハビリテーションプログラムは臨床でなかなか導入されず，恩恵を受けられる患者が少ないのが現状です．

　オーストラリアのメルボルン市の外来慢性疾患管理サービスで，在宅での呼吸リハビリテーションプログラムが導入されました．この取り組みは，RE-AIM フレームワークによって評価されました．

① **Reach（到達）**は，患者紹介総数，参加者の特徴，評価に参加した人数，プログラム完了者数で評価されました．その結果，3 年間で紹介をうけた 279 人のうち，100 人 (36%) が在宅呼吸リハビリテーションを希望し，そのうち 71 人 (71%) が最初の評価を受けました．プログラムは 53 人が完了しました．

② **Effectiveness（有効性）**は，運動能力，健康関連 QOL，症状，気分で評価されました．リハビリテーション実施前後の比較で，運動能力，健康関連 QOL，症状の改善が認められました．一方で，安静時の自然気胸の有害事象が確認されましたが，プログラムとは無関係と結論されました．

③ **Adoption（採用）**は，プログラム提供のためにトレーニングを受けたスタッフ数で評価されました．トレーニングは 7 人の理学療法士に対して行われました．

④ **Implementation（実施）**は，プログラム提供を記録するチェックリストで評価されました．参加者のほとんど (n=65，92%) が有酸素運動 (ウォーキング) を利用していました．20 名 (28%) の参加者は，地域状況に合わせてプログラムのプロトコルを変更していました．認知機能低下者は，より多くの対面での自宅指導を必要としていました．すべての参加者は，肺疾患の急性増悪管理およびリハビリテーション後の継続的な運動に関する教育を受けられました．

⑤ **Maintenance（維持）**は 1 年間の試験運用後の継続で評価されました．その結果，1 年間の試験運用後にプログラム継続が決定されました．

　このように RE-AIM で評価した結果，このプログラムは，研究では対象とならなかったような労働者などさまざまな環境や人にも適用できることが明らかとなりました．その一方で，29 % の参加者が最初の評価には出席していませんでした．評価をセンターで行うことが導入の障壁となる可能性があると考えられ，在宅での評価を検討する必要があるとされました．

　このように RE-AIM フレームワークを用いてエビデンスに基づくケアの実装を評価することは，プログラム実装の模倣に関心を持つ他の組織にエビデンスに基づく情報を提供することも可能となります．

3）医療の質指標

医療の質指標（quality indicator, QI）とは，医療の質を数値化して評価し，改善につなげるために使われる指標です．

すでに確立されているエビデンスに基づく実践内容と実際に現場で提供されている実践内容を比較することで，適切とされるケアが提供されている割合を求めます．**エビデンス・プラクティス・ギャップ**を定量的に可視化・評価することで，医療の質改善のための監査とフィードバックに用いられます．QI の指標として，主にプロセス指標とアウトカム指標が利用されます（**表 7-3**）．QI に関する活動は個人で行えるものではなく，組織全体として実施されるものになります．そのため，組織として取り組む意欲や文化が存在すればエビデンスに基づく実践に結び付けられる可能性が高いでしょう．

国内においては，京都大学を中心に活動が行われている Quality Indicator/Improvement Project（QIP），日本病院会における QI プロジェクト，聖路加国際病院の取り組みが有名です．日本看護協会でも，職場環境整備と看護の質向上を目指し，看護管理者のマネージメントを支援するため，労働と看護の質向上のためのデータベース（Database for improvement of Nursing Quality and Labor, DiNQL）事業に取り組んでいます．

表 7-3　QI における指標の例

指標	例
プロセス指標	・膀胱留置カテーテル平均留置期間 ・転倒転落のアセスメント実施割合 ・褥瘡発生リスクの高い患者に対する体圧分散寝具の使用割合 ・手指衛生実施割合 ・身体拘束実施割合 ・大腿骨近位部骨折患者の手術翌日離床達成割合
アウトカム指標	・膀胱留置カテーテル関連尿路感染発生割合 ・転倒転落発生割合 ・せん妄発生割合 ・褥瘡発生割合 ・中心静脈ライン関連血流感染発生割合 ・人工呼吸器関連イベント発生割合

（石松伸一, 嶋田 元監, 聖路加国際病院 QI 委員会編：Quality Indicator 2021 [医療の質] を測り改善する－聖路加国際病院の先端的試み－. インターメディカ, 東京, 2021[10] をもとに作成）

2 EBM/N の普及

成功した取り組みを普及させる方法として，施設内での監査とフィードバックの他にも，学会での事例報告，実装研究の学術雑誌への報告，一般読者向けの商業雑誌への事例掲載などが挙げられます[3]．他施設での事例が，自施設での取り組みの参考になることもあるでしょう．**実装戦略**（第6章 **2** を参照）である ERIC でも「類似のエビデンス導入が成功した施設の訪問」が1つの戦略として挙げられています．

Column ⑫

医療で「馬の鼻先にニンジンをぶら下げる」とどうなるか？

　報酬を与えることでエビデンスに基づく実践を推進しようという医療政策が存在します．例えば，Q1で取り上げられるようなエビデンスに基づく実践を行った場合や，患者のアウトカム改善目標を達成した場合に経済的な報酬を与える仕組みであり，業績に応じた支払い方式（Pay-for-Performance，P4P）と言われます．簡単に言えば，良い医療や良い結果にはボーナスを与え，悪い医療や悪い結果にはペナルティを与える仕組みです．例えば，アメリカでは2011年に，価値に基づく購入プログラム（Value-Based Purchasing Program）というP4Pが導入されました．65歳以上高齢者の公的保険であるメディケアに対応しているすべての病院で，プロセス指標とアウトカム指標の改善率に応じて医療費の支払いを増減させる仕組みです．本来は病院に支払うべき報酬の2%をプール（2020年は総額19億ドル[11]）して，各病院の成績に応じて再分配しました．このプログラムでは，プロセス指標として，「急性心筋梗塞の退院時にβ遮断薬が処方された割合」「左室収縮機能不全に対してアンジオテンシン変換酵素阻害薬またはアンジオテンシンⅡ受容体阻害薬が投与された割合」「肺炎に対して到着後4時間以内に初回抗生物質投与が行われた割合」などが含まれました[12]．アウトカム指標としては，急性心筋梗塞，心不全，肺炎の30日死亡や再入院発生などが含まれました[13]．

　次に，イギリスでは2004年にかかりつけ医に対するP4Pとして，Quality and Outcomes Framework（QOF）が導入されました．この政策では，プロセス指標が主な評価対象で，エビデンスに基づく実践を行っている医師にはボーナスが支給されるものです．例えば，「高血圧患者が喫煙者である場合に禁煙支援サービスに紹介した割合」「高血圧患者の血圧を150/90以下に管理した割合」などが含まれます[14]．QOFによるボーナスは，かかりつけ医の収入の平均8%を占めていると報告されています[15]．

　ところが，これまでの研究結果では，P4Pを用いた政策はプロセス指標を改善させるかもしれないが，アウトカム指標を改善させる効果に乏しいことが示唆されています[16～18]．そのため，現在でも効果的な制度設計が模索されています．

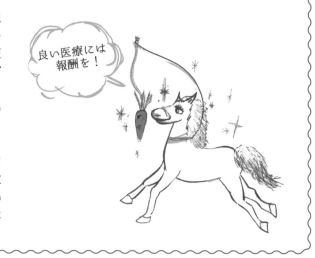

引用文献

1) Cronin P : Evidence-based radiology : step 4 : apply. Semin Roentgenol 44（3）: 180-181, 2009

2) Porta MS : A dictionary of epidemiology. Oxford university press, Oxford, 2014

3) Melnyk BM, Fineout-Overholt E, Stillwell SB, et al. : Evidence-based practice : step by step : the seven steps of evidence-based practice. Am J Nurs 110（1）: 51-53, 2010

4) Ivers N, Jamtvedt G, Flottorp S, et al. : Audit and feedback : effects on professional practice and healthcare outcomes. Cochrane Database Syst Rev 6 : CD000259, 2012

5) Gallagher-Ford L, Tucker SJ, Labardee R, et al. : The STAND Skin Bundle. Am J Nurs 119（10）: 45-48, 2019

6) Proctor EK, Powell BJ, McMillen JC：Implementation strategies : recommendations for specifying and reporting. Implement Sci 8 : 139, 2013

7) Nilsen P : Making sense of implementation theories, models and frameworks. Implement Sci 10 : 53, 2015

8) Glasgow RE, Harden SM, Gaglio D, et al. : RE-AIM planning and evaluation framework : adapting to new science and practice with a 20-year review. Front Public Health 7 : 64, 2019

9) Bondarenko J, Babic C, Burge AT, et al. : Home-based pulmonary rehabilitation : an implementation study using the RE-AIM framework. ERJ Open Res 7（2）: 00469-2020, 2021

10) 石松伸一 , 嶋田　元監 , 聖路加国際病院 QI 委員会編 : Quality Indicator 2021［医療の質］を測り改善する －聖路加国際病院の先端的試み－. インターメディカ , 東京 , 2021

11) Centers for Medicare & Medicaid Services : CMS Hospital Value-Based Purchasing Program Results for Fiscal Year 2020. 2020（https://www.cms.gov/newsroom/fact-sheets/cms-hospital-value-based-purchasing-program-results-fiscal-year-2020）

12) Lindenauer PK, Remus D, Roman S, et al. : Public reporting and pay for performance in hospital quality improvement. N Engl J Med 356（5）: 486-496, 2007

13) Ryan AM, Krinsky S, Maurer KA, et al. : Changes in hospital quality associated with hospital value-based purchasing. N Engl J Med 376（24）: 2358-2366, 2017

14) Serumaga B, Ross-Degnan D, Avery AJ, et al. : Effect of pay for performance on the management and outcomes of hypertension in the United Kingdom : interrupted time series study. BMJ 342 : d108, 2011

15) イギリス医療保障制度に関する研究会 : イギリス医療保障制度に関する調査研究報告書 , 2017 年度版 . 医療経済研究・社会保険福祉協会医療経済研究機構 , 東京 , 2018

16) Mendelson A, Kondo K, Damberg C, et al. : The Effects of pay-for-performance programs on health, health care use, and processes of care : a systematic review. Ann Intern Med 166（5）: 341-353, 2017

17) Mathes T, Pieper D, Morche J, et al. : Pay for performance for hospitals. Cochrane Database Syst Rev 7 : CD011156, 2019

18) Jia L, Meng Q, Scott A, et al. : Payment methods for healthcare providers working in outpatient healthcare settings. Cochrane Database Syst Rev 1 : CD011865, 2021

第
7
章

おわりに

　本書を手に取り，お読みいただいた皆さん，ありがとうございました．

　本書は，すべての医療専門職（特に看護師・看護学生）を対象として，Evidence-Based Medicine/Nursing（EBM/N）の実践に必要なステップのすべてを網羅的に解説しました．初めて触れるような専門用語や概念など，わかりにくかったところは何度でも読んでいただけましたら幸いです．また，通読だけではなく，臨床現場での EBM/N 実践で気になったり困ったりした箇所を索引検索して読んでいただくのもおすすめです．また，上司や同僚など皆さんで一緒に読んでもらい EBM/N 実践を考える機会が増えると嬉しく思います．

　本書の執筆に際しては，複数の看護師の方々や専門家の先生方に多くのご助言をいただきました．大久敬子さん（株式会社 JMDC），浜崎曜子さん（筑波大学大学院），廣瀬直紀さん（広島大学医系科学研究科保健学分野）は，看護師であり，公衆衛生大学院で疫学や統計学のトレーニングを積んだ経験もあります．3名には，看護師としての臨床的視点と疫学・統計学的視点の両方から，本書の全般にわたるご助言をいただきました．急性・重症患者看護専門看護師である山本茉利さん（金沢医科大学病院）と宮岡里衣さん（岡山大学病院）には，専門看護師の視点からご助言をいただきました．篠崎智大先生（東京理科大学工学部情報工学科）には，生物統計学の専門家として第3章の「批判的吟味に必要な疫学・統計学の基礎知識」に関してご助言をいただきました．大邉寛幸先生（東京大学大学院医学系研究科），後藤匡啓先生（TXP Medical），中島幹男先生（救急振興財団救急救命東京研修所）には，医師・臨床疫学の専門家として，第1〜2，4〜6章に関する記載を中心にご助言をいただきました．岩上将

88002-130　JCOPY

夫先生（筑波大学医学医療系），土谷飛鳥先生（東海大学医学部医学科総合診療学系救命救急医学），道端伸明先生（東京大学大学院医学系研究科）には医師・臨床疫学の専門家として，第4章「EBM/NのStep3：②研究デザインを把握しよう」を中心にご助言をいただきました．落合亮太先生（横浜市立大学医学部看護学科）には質的研究の専門家として，質的研究に関連する記載についてご助言をいただきました．岡田宏子先生（東京大学大学院医学系研究科）には医療コミュニケーション学の専門家として，第6章内の「患者の価値観や願いに関するポイント」および「医療者と患者の意思決定の共有（Shared Decision Making, SDM）」に関してご助言をいただきました．健康格差是正のための実装科学ナショナルセンターコンソーシアム（N-EQUITY）から齋藤順子先生には実装研究の専門家として，二見朝子先生（厚生労働省 医政局）にはEBMの専門家として，第6章と第7章での「EBM/Nの現場への導入」や「EBM/N実践の振り返り」に関してご助言をいただきました．

　このように多数の看護師の方々や先生方のお力添えなしには，本書は完成に至りませんでした．この場を借りて感謝申し上げます．ただし，さまざまなご助言をいただいたうえでわかりやすさを優先した部分もあり，もし内容に誤りがある場合には，著者に責任があります．

　本書を通じて，少しでもEBM/Nに対する正しい理解が進むことに貢献できましたら大変嬉しく思います．

2024年1月

森田光治良，康永秀生

索　引

88002-130

JCOPY

ⓒ 2024　　　　　　　　　　　　　　第 1 版発行　2024 年 3 月 10 日

医学・看護論文を読み解いて臨床に活かす方法
−Evidence-based Medicine/Nursing のすべて−

イラスト　康永　遥　　　　　　　　　著者　　　　　森 田 光 治 良
カバーデザイン　　　　　　　　　　　監修　　　　　康 永　秀 生
　KAKINUMA Tsutomu

発行者　　　　　林　峰 子
発行所　　　株式会社 新興医学出版社

〒113-0033　東京都文京区本郷 6-26-8
TEL 03-3816-2853　FAX 03-3816-2895

検　印
省　略
（定価はカバーに
表示してあります）

印刷　三美印刷株式会社　　　ISBN978-4-88002-130-0　　　郵便振替　00120-8-191625